发生于未感染幽门螺杆菌胃的上皮性肿瘤

日本《胃与肠》编委会　编著

《胃与肠》翻译委员会　译

辽宁科学技术出版社
·沈阳·

Authorized translation from the Japanese Journal, entitled
胃と腸　第55卷 第8号
*H. pylori*未感染胃の上皮性腫瘍
ISSN：0536-2180
編集：「胃と腸」編集委員会
協力：早期胃癌研究会
Published by Igaku-Shoin LTD., Tokyo Copyright © 2020

Simplified Chinese Characters published by Liaoning Science and Technology Publishing House, Copyright © 2023.

© 2023辽宁科学技术出版社
著作权合同登记号：第06-2021-225号。

图书在版编目（CIP）数据

发生于未感染幽门螺杆菌胃的上皮性肿瘤/日本《胃与肠》编委会编著；《胃与肠》翻译委员会译. —沈阳：辽宁科学技术出版社，2023.5

ISBN 978-7-5591-2642-9

Ⅰ.①发… Ⅱ.①日… ②胃… Ⅲ.①胃肿瘤—诊疗 Ⅳ.① R735.2

中国版本图书馆CIP数据核字（2022）第142056号

出版发行：辽宁科学技术出版社
　　　　　（地址：沈阳市和平区十一纬路25号　邮编：110003）
印　刷　者：辽宁新华印务有限公司
经　销　者：各地新华书店
幅面尺寸：182 mm × 257 mm
印　　张：9.25
字　　数：185千字
出版时间：2023年5月第1版
印刷时间：2023年5月第1次印刷
责任编辑：卢山秀
封面设计：袁　舒
版式设计：袁　舒
责任校对：栗　勇

书　　号：ISBN 978-7-5591-2642-9
定　　价：98.00元

编辑电话：024-23284363
E-mail：lkbjlsx@163.com
邮购热线：024-23284502　　《胃与肠》官方微信：15640547725

目　录

发生于未感染幽门螺杆菌（*Hp* 阴性）胃的上皮性肿瘤

九嶋 亮治[1]

关键词 未感染幽门螺杆菌胃 细胞分化 胃上皮性肿瘤 腺瘤 腺癌

[1] 滋贺医科大学医学部病理学講座（附属病院病理診断科）
〒 520-2192 大津市瀬田月輪町 E-mail : kushima@belle.shiga-med.ac.jp

前言

随着幽门螺杆菌（*Helicobacter pylori*）感染率的降低，遇到与以往经治的胃上皮性肿瘤（腺瘤 / 腺癌）呈现不同形态的病变的机会在增加，关于未感染幽门螺杆菌型胃上皮性肿瘤的病例报道也在增加，考虑到有必要掌握关于未感染幽门螺杆菌胃上皮性肿瘤的研究现状，所以策划了本书。

幽门螺杆菌和胃癌（2007年）

毫无疑问，幽门螺杆菌的感染与胃癌的发生密切相关。但是，对于幽门螺杆菌是胃癌发生的单独元凶的论调，笔者一直抱有疑问。幽门螺杆菌难以在分化型癌的温床——肠上皮化生腺管上生存，而在完全型肠上皮化生则幽门螺杆菌根本无法生存。肠上皮化生的增殖细胞带位于隐窝底部，难以受到幽门螺杆菌的直接影响。另一方面，在幽门螺杆菌研究热潮的初期，被认为与分化型癌相比相关性差的未分化型癌的几乎全部病例均感染幽门螺杆菌，研究表明，幼年性胃癌也不例外。在以"幽门螺杆菌和胃癌"为主题的图书中笔者等发表了《幽门螺杆菌阳性胃癌和阴性胃癌的比较——从病理的角度：普通型胃癌发生于幽门螺杆菌阴性 / 非萎缩性黏膜上吗？》这一论文，早就报道了幽门

螺杆菌阴性胃癌中的很多是未分化型癌（印戒细胞癌）和胃型表型的分化型癌。在当时，幽门螺杆菌阴性的定义和未感染幽门螺杆菌或既往感染的概念也不如现在这样明确，现在回想起来，笔者等的论文就幽门螺杆菌阴性胃癌所下的定义也是极不充分的，但作为预见到目前的幽门螺杆菌阴性胃癌热潮的先驱性的论文还是引以为自豪的。

从幽门螺杆菌除菌后胃癌（2012年）、阴性胃癌（2014年）到未感染胃肿瘤（2020年）

2012 年我们出版了《幽门螺杆菌除菌后的胃癌》，2014 年我们出版了《幽门螺杆菌阴性胃癌》，本书我们研究"*Hp* 阴性胃的上皮性肿瘤"。

关于胃的上皮性肿瘤，从幽门螺杆菌登上前台之前至今的学说仍然是：分化型癌发生于伴有肠上皮化生的萎缩性胃炎，未分化型癌则发生于不太萎缩的胃固有黏膜。特别是在分化型癌 / 腺瘤，"慢性（萎缩性）胃炎→肠上皮化生→（肠型）腺瘤 / 腺癌"这一单纯的公式一直很受青睐。但是，包括笔者在内，有很多胃病学家都指出，存在有呈胃型表型的腺瘤 / 腺癌。另外，慢性胃炎不仅发生肠上皮化生，还发生（假）幽门腺化生，与胃黏膜的萎缩有关。

呈胃型表型的腺瘤和腺癌也发生于感染幽门螺杆菌胃黏膜（包括既往感染），但如不完全型肠上皮化生那样，显示胃型和肠型相混合表型的肿瘤占多数，纯粹的胃型肿瘤是少数。如 2007 年笔者等所预言的那样，幽门螺杆菌阴性胃癌（尤其是发生于未感染幽门螺杆菌胃的胃癌），无论是未分化型癌（印戒细胞癌）还是分化型癌，（至少在早期）有很多表达纯粹的胃型表型，胃底腺型胃癌（胃底腺型腺癌，oxyntic gland adenoma）和呈树莓样息肉的小凹上皮型癌（foveolar dysplasia /adenoma）相继呈现在大家眼前。

肿瘤组织发生学的基础

如果有自身免疫性胃炎的话就另当别论了，但一般所说的未感染幽门螺杆菌胃，从外观上看是完全正常的（没有炎症、萎缩和化生的）胃黏膜。在看似正常的胃黏膜上，伴有肉眼看不见的基因突变，突然发生肿瘤。在肿瘤的组织发生学中，因为"肿瘤模仿发生起源组织的形态 / 功能"是基本中的基本，所以说起来很简单，发生于未感染幽门螺杆菌胃的上皮性肿瘤是酷似于（没有化生的）胃固有黏膜的细胞 /组织的。因此，必须了解下面所述的正常胃黏膜上皮的增殖和分化的基本知识。

未感染幽门螺杆菌（正常）胃黏膜上皮的分化

胃的表面由被称为小凹上皮的产黏液性的单层柱状上皮所覆盖。胃底腺区的小凹上皮细胞层厚度为黏膜的 1/4 以下，而幽门部和贲门部的小凹上皮层厚度约为黏膜的 1/2。健康的小凹上皮细胞在免疫染色中呈 MUC5AC 阳性。将小凹上皮与深部腺（胃底腺、贲门腺、幽门腺）之间的缩窄部分称为腺颈部，与增殖细胞带基本一致，有 Ki-67 阳性细胞局部分布。在腺颈部有前体细胞（progenitor cell），包括内分泌细胞在内的各种上皮细胞向表层 /深层方向分化、成熟。

胃底腺是在国外多被称为泌酸腺（oxyntic gland）的直线型的单一管状腺，在腺颈部分支，到达黏膜肌层的正上方。胃底腺除了被贲门腺和幽门腺所占据的比较狭窄的区域外，广泛存在于胃黏膜。胃底腺由颈黏液细胞（mucous neck cell）、主细胞（chief cell）、壁细胞（parietal cell/oxyntic cell）和内分泌细胞（endocrine cell）构成。颈黏液细胞是分布于胃底腺上部的细胞，胃蛋白酶原 I（pepsinogen I）和 MUC6 染色均呈阳性，分化于主细胞。主细胞是分布于腺管下部的嗜碱性细胞，含有大量的胃蛋白酶原 I。壁细胞多分布于从腺颈部的正下方到腺部的上方；在腺部的下方是孤立存在于主细胞之间的嗜酸性圆锥状细胞，尖端朝向内腔，看上去呈楔形。壁细胞还产生维生素 B_{12} 吸收所必需的内因子，但其主要功能是分泌盐酸，这种盐酸的生成是通过被称为质子泵的特殊酶 H^+/K^+-ATPase 所进行的。胃底腺区的内分泌细胞的大多数是分泌组胺的肠嗜铬样细胞（enterochromaffin-like cell，ECL cell）（**图1**）。

幽门腺是在腺颈部更下方呈房状分支的单一管状囊状腺。幽门腺主要由透亮的黏液细胞构成，在免疫染色中 MUC6 呈阳性。在幽门腺中也存在有内分泌细胞，在腺颈部及其正下方较多，也散见于腺泡内。内分泌细胞中的约 50% 为产生胃泌素的 G 细胞，也有产生 5- 羟色胺的肠嗜铬细胞（enterochromaffin cell）和产生生长抑素（somatostatin）的 D 细胞（**图2**）。贲门腺是由与幽门腺相同的黏液细胞构成的复合管状腺，对 MUC6 染色呈阳性。

关于"发生于未感染幽门螺杆菌胃的肿瘤是纯粹的胃型肿瘤"这一假说

如果单纯地考虑的话，"突然发生于未感染幽门螺杆菌胃（ = 正常胃黏膜）的上皮性肿瘤的大多数是纯粹的胃型肿瘤"这一假说成立。关于发生于未感染幽门螺杆菌胃的典型的上皮性肿瘤，以下就目前为止了解到的要点和通

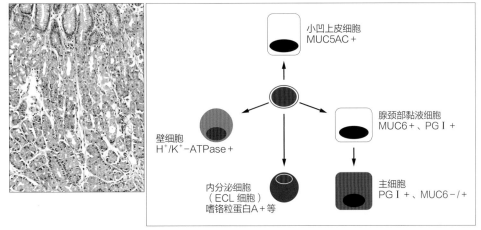

图1 正常胃底腺黏膜的细胞分化。从位于腺颈部的未成熟细胞，向表层方向分化为小凹上皮细胞，向深层方向分化为壁细胞、内分泌细胞和主细胞。颈部黏液细胞是主细胞的前体细胞。在细胞名的下方标注着在免疫染色中表达的抗体。PGⅠ：pepsinogenⅠ，胃蛋白酶原Ⅰ。

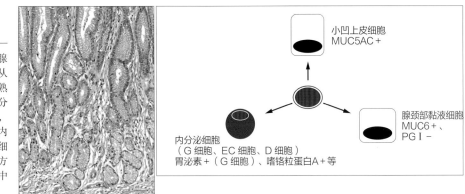

图2 正常幽门腺黏膜的细胞分化。从位于腺颈部的未成熟细胞，向表层方向分化为小凹上皮细胞，向深层方向分化为内分泌细胞和幽门腺细胞。在细胞名的下方标注着在免疫染色中表达的抗体。

过本书笔者希望大家了解的问题简单地进行介绍，并阐述自己的看法。

1. 未分化型癌

此类癌为从腺颈部发生的脱落样纯粹的印戒细胞癌，分布于黏膜的中上部，大多呈层状分化［胃黏膜的类器官发育（organoid growth）］。在遗传性弥漫性胃癌（家族性胃癌）中可以观察到的基因突变（CDH1）在发生于 *Hp* 未感染胃的散发性印戒细胞癌中也可以被观察到，以及在晚期癌中发现的或急速进展癌之类的未分化型癌病例，将在本书中述及。

2. 呈现向表层小凹上皮方向分化的肿瘤=小凹上皮型肿瘤

呈树莓样外观的息肉是向小凹上皮的分化明显的肿瘤（小凹上皮型癌），在国外如果无浸润的话被称为小凹上皮型发育异常/腺瘤（foveolar-type dysplasia/adenoma）。关于该肿瘤的基因突变，希望大家了解与在幽门螺杆菌感染胃可以看到的（一般的）小凹上皮型肿瘤之间的异同点，以及树莓样息肉是否会变成浸润癌等最近的研究成果。

3. 只在胃底腺细胞显示分化的肿瘤=胃底腺型腺癌（胃底腺型胃癌）

此类癌为只分化为胃底腺细胞（颈黏液细胞/主细胞系细胞和壁细胞）的腺管形成性肿瘤。虽然为低异型度，给人一种温顺的肿瘤的印象，但是希望大家看看在不是胃底腺黏膜型的纯粹的胃底腺型腺癌中高异型度的癌和晚期癌。此外，在此想谋求与国外所说的泌酸腺腺癌（oxyntic gland adenoma）这一名称之间的一致性。

4. 胃底腺黏膜型胃癌

是否可以理解为"胃底腺型腺癌＋小凹上皮分化＝胃底腺黏膜型胃癌"，提示比"纯粹的"胃底腺型腺癌异型度高，为高恶性度，希望大家了解是否是在胃底腺型腺癌进展的过程中成为胃底腺黏膜型胃癌的最近的研究成果。另外，因为幽门腺瘤（胃型腺瘤）也是呈向胃底腺型细胞分化的病变，所以不应直接将其称为胃底腺黏膜型癌。

5. 幽门腺瘤（胃型腺瘤）

是由向颈部黏液细胞（假幽门腺细胞）~ 真幽门腺细胞分化的中小腺管结构构成的肿瘤，向表层一定有小凹上皮细胞分化。虽然名称是幽门腺，但几乎全部是由胃底腺黏膜发生的。在典型的病变，与 GNAS、APC、KRAS 的 3 点突变有关。在笔者等的研究中，幽门腺瘤的大多数发生于幽门螺杆菌感染的胃，认为与胃底腺黏膜向颈部黏液细胞的分化或假幽门腺化生有关，但也散见有被认为是发生于未感染幽门螺杆菌胃的病例。在本书中将展现怎样的病例呢？非常令人期待。

6. 其他

即使是纯粹的胃型肿瘤，随着时间的推移（伴随着肿瘤的进展）也会表现出肠型等多样的表型。另外，与这一假说相反，也散见有在未感染幽门螺杆菌的完好胃黏膜上从初期阶段就表现出肠型表型的腺瘤 / 腺癌之类的特殊肿瘤的报道。虽然有很多人认为肠上皮化生是幽门螺杆菌胃炎引起的萎缩的专利，但肠上皮化生好发于与幽门螺杆菌感染无关的 Barrett 上皮也是众所周知的事实，并且在未感染幽门螺杆菌的胃黏膜上也偶尔可以观察到肠上皮化生，胆汁反流越严重，其发生率越高。还有，最近在日本也在增加（或者认知度提高了）的自身免疫性胃炎的胃底腺黏膜上发生肠上皮化生和假幽门腺化生等，而发生于此处的类癌以外的上皮性肿瘤也非常令人感兴趣。另外，虽然在本书中没有提及，但也希望读者能关注与胃底腺息肉和质子泵抑制剂相关而发生的肿瘤。

结语

在本文中，就本书提出关于幽门螺杆菌和胃癌之间的相关问题的历史进行了阐述；为了讨论在本书中提出的未感染幽门螺杆菌胃的上皮性肿瘤，就所需的"胃黏膜上皮分化"的基本知识进行了解说；关于未感染幽门螺杆菌胃的上皮性肿瘤，也就迄今为止所了解的要点以及对本书的期待进行了阐述。关于未感染幽门螺杆菌胃的上皮性肿瘤，如果能通过本书让大家掌握其现状的话就太好了。

参考文献

[1]九嶋亮治, 松原亜季子, 柿木里枝, 他. Helicobacter pylori 陽性胃癌と陰性胃癌の比較—病理の立場から: H. pylori 陰性・非萎縮性粘膜に通常型胃癌は発生するのか. 胃と腸 42: 967–980, 2007.

[2]Kakinoki R, Kushima R, Matsubara A, et al. Re-evaluation of histogenesis of gastric carcinomas: a comparative histopathological study between Helicobacter pylori-negative and Helicobacter pylori-positive cases. Dig Dis Sci 54: 614–620, 2009.

[3]Correa P. A human model of gastric carcinogenesis. Cancer Res 48: 3554–3560, 1988.

[4]Correa P. Helicobacter pylori and gastric carcinogenesis. Am J Surg Pathol 19（Suppl 1）: S37–43, 1995.

[5]Wada Y, Kushima R, Kodama M, et al. Histological changes associated with pyloric and pseudopyloric metaplasia after Helicobacter pylori eradication. Virchows Arch 2020［Epub ahead of print］.

[6]Ueyama H, Yao T, Nakashima Y, et al. Gastric adenocarcinoma of fundic gland type（chief cell predominant type）: proposal for a new entity of gastric adenocarcinoma. Am J Surg Pathol 34: 609–619, 2010.

[7]Shibagaki K, Fukuyama C, Mikami H, et al. Gastric foveolar-type adenomas endoscopically showing a raspberry-like appearance in the Helicobacter pylori-uninfected stomach. Endosc Int Open 7; E784–791, 2019.

[8]九嶋亮治, 二村聡. 胃. 深山正久, 森永正二郎, 小田義直, 他（編）. 外科病理学, 第5版. 文光堂, pp 444–515, 2020.

[9]Horiuchi Y, Fujisaki J, Yamamoto N, et al. Biological behavior of the intramucosal Helicobacter pylori-negative undifferentiated-type early gastric cancer: comparison with Helicobacter pylori-positive early gastric cancer. Gastric Cancer 19: 160–165, 2016.

[10]Ushiku T, Kunita A, Kuroda R, et al. Oxyntic gland neoplasm of the stomach: expanding the spectrum and proposal of terminology. Mod Pathol 33: 206–216, 2020.

[11]Vieth M, Kushima R, Borchard F, et al. Pyloric gland

adenoma: a clinico-pathological analysis of 90 cases. Virchows Arch 442: 317-321, 2003.

[12]Setia N, Wanjari P, Yassan L, et al. Next-generation sequencing identifies 2 genomically distinct groups among pyloric gland adenomas. Hum Pathol 97: 103-111, 2020.

[13]九嶋亮治，松原亜季子，吉永繁高，他．胃型腺腫の臨床病理学的特徴—内視鏡像，組織発生，遺伝子変異と癌化．胃と腸 49: 1838-1849, 2014.

[14]Yoshii S, Hayashi Y, Takehara T. *Helicobacter pylori*-negative early gastric adenocarcinoma with complete intestinal mucus phenotype mimicking verrucous gastritis. Dig Endosc 29: 235-236, 2017.

[15]中内脩介，田中秀憲，高田良平，他．*Helicobacter pylori*未感染の胃前庭部に発生した腸型形質を有する高分化型管状腺癌の1例．Gastroenterol Endosc 60: 223-229, 2018.

[16]Matsuhisa T, Arakawa T, Watanabe T, et al. Relation between bile acid reflux into the stomach and the risk of atrophic gastritis and intestinal metaplasia: a multicenter study of 2283 cases. Dig Endosc 25: 519-525, 2013.

[17]Fukuda M, Ishigaki H, Ban H, et al. No transformation of a fundic gland polyp with dysplasia into invasive carcinoma after 14 years of follow-up in a proton pump inhibitor-treated patient: a case report. Pathol Int 68: 706-711, 2018.

发生于未感染幽门螺杆菌胃的上皮性肿瘤的临床特征

铃木 翔 [1]

上堂 文也 [2]

河上 洋 [1]

石原 立 [2]

摘要●由于幽门螺杆菌感染率的降低，预计与发生于幽门螺杆菌感染胃的癌（感染幽门螺杆菌胃癌）相比，发生于未感染幽门螺杆菌胃的癌（未感染幽门螺杆菌胃癌）将相对增加。本次对2010年1月—2016年5月在本院（大阪国际癌症中心）经治的未感染幽门螺杆菌胃癌的临床特征进行了研究。未感染幽门螺杆菌胃癌的发生率占早期胃癌总体的1.26%，发生率较低，青少年病例、U区、未分化型癌较多。另外，分化型癌的黏液表型以胃型的比例较高。

关键词 未感染幽门螺杆菌胃癌　发生率　分化型癌　未分化型癌

[1] 宫崎大学医学部附属病院消化器内科　〒889-1692 宫崎市清武町木原5200
　　E-mail : syo_suzuki@med.miyazaki-u.ac.jp
[2] 大阪国际がんセンター消化管内科

前言

1994年，幽门螺杆菌（*Helicobacter pylori*，*H.pylori*）被国际癌症研究机构（International Agency for Research on Cancer，IARC）认定为胃癌的明确病因。在Uemura等的队列研究中，报道对280例幽门螺杆菌阴性病例进行了平均7.8年的随访观察，未见胃癌的发生，认为对于胃癌发生来说，与幽门螺杆菌的感染、持续感染所引起的胃黏膜萎缩、肠上皮化生等的组织变化密切相关。但是，近年来关于未感染幽门螺杆菌病例的胃癌报道在增加，认为随着幽门螺杆菌感染率的逐年降低，与发生于幽门螺杆菌感染胃的癌相比，发生于未感染幽门螺杆菌胃的癌将相对增加。在本文中，对现在的未感染幽门螺杆菌胃的肿瘤，特别是癌的临床病理学特征，包括笔者等所经治的病例在内进行了分析。

幽门螺杆菌的感染率

幽门螺杆菌的感染时期主要是在幼儿期(未满6岁)，一般认为经口感染的可能性大。虽然一般认为幽门螺杆菌主要的感染是通过母子等的家庭内部和其他的小儿发生的，但据文献报道，在日本的中年以上的一代，在20世纪70年代后期为60%～70%的幽门螺杆菌感染率，在21世纪初期的50～70岁的壮年一代下降到40%左右，在青少年一代低于10%，在幼儿为2%～4%。另外，因为考虑到随着除菌治疗的普及，从亲代传染给子代的风险将进一步降低，因此认为幽门螺杆菌感染今后将变得极为罕见。

表1 各报道中未感染幽门螺杆菌胃癌的比例、感染检查法及病例累积年

	发表年	病例累积年	幽门螺杆菌感染检查	黏膜萎缩的确认	除菌史的听取	幽门螺杆菌未感染胃癌的比例（%）
Kato	2007	1993—2004	抗体	PG	+	2
Kakinoki	2009	2004—2007	镜检	组织	−	3.11
Yoon	2011	2003—2010	抗体，RUT，镜检，培养	组织，PG	+	5.4
Matsuo	2011	1996—2010	抗体，UBT或RUT，镜检	内镜	−	0.66
Ono	2012	2004—2010	抗体，UBT，RUT，镜检，培养	内镜，组织，PG	+	0.42
藤崎	2014	2005—2013	抗体，UBT	内镜，组织，PG	+	2.3
八板	2014	2006—2013	抗体或UBT或镜检	内镜，组织	+	1.31
Kwak	2014	2007—2012	抗体，RUT	组织	−	2.3
Kim	2016	2006—2014	抗体，RUT，镜检，培养	组织，PG	+	4
经治病例	2020	2010—2016	抗体或UBT或镜检	组织，内镜	−	1.26

PG：前列腺素，RUT：快速尿素酶试验，UBT：尿素呼气试验。

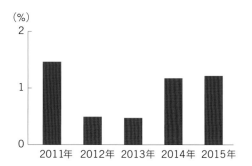

图1 大阪国际癌症中心早期胃癌ESD/EMR病例中未感染幽门螺杆菌病例的不同年度变化（2011—2015年）。

发生于未感染幽门螺杆菌胃的上皮性肿瘤的流行病学/年度变化

2003年据上村报道，通过镜检法、快速尿素酶试验、血清抗体法这3种方法判定幽门螺杆菌感染的有无，结果胃癌患者的98%为幽门螺杆菌阳性。在**表1**中总结了迄今为止所报道的未感染幽门螺杆菌胃癌的发生率。虽然最好是把在感染检查、内镜检查、病理组织学检查等所有检查中均为阴性的情况定义为未感染幽门螺杆菌，但根据报道和国家的不同，在判定方法上也有若干的差异。但是，据报道未感染幽门螺杆菌胃癌的发生率在1%左右。尽管难以单纯比较各报道中的发生率，但关于未感染幽门螺杆菌胃癌的报道在增加，而在近10年间实际的发生率未见明显增加的趋势。2011—2015年，在本院（大阪国际癌症中心）施行了内镜黏膜下剥离术（endoscopic submucosal dissection，ESD）或内镜下黏膜切除术（endoscopic mucosal resection，EMR）的早期胃癌病例中，未感染幽门螺杆菌胃癌所占的比例也未见明显增加的趋势（**图1**）。推测其原因有，即便是幽门螺杆菌感染率降低，到能够反映发生的癌的特征需要一定的时间，以及未感染幽门螺杆菌胃癌的发生率本身就很低等，为了捕捉到这一变化，还需要长期的观察。

所经治未感染幽门螺杆菌早期胃癌病例的临床病理学特征

以2010年1月—2016年5月在本院施行

表2 我院早期胃癌EMR/ESD病例中未感染幽门螺杆菌胃癌和感染幽门螺杆菌胃癌的比较

	未感染幽门螺杆菌胃癌（n=18）	感染幽门螺杆菌胃癌（n=1412）
性别（男：女）	7：3	7：3
年龄（中值）	略年轻（65岁）	略高龄（71岁）
全肿瘤部位	U区多（44%）	U区少（17%）
分化型肿瘤部位	U区多（70%）	L区多（51%）
未分化型肿瘤部位	L区多（63%）	L区多（45%）
肿瘤直径中值	11 mm	14 mm
肉眼分型（隆起：凹陷）	3：7	4：6
组织型	未分化型多（44%）	未分化型少（6%）
浸润深度［T1a（M）：T1b（SM）］	9：1	9：1
溃疡瘢痕（UL）	无（0）	偶尔有（11%）
分化型癌的黏液表型	胃型多 （胃型：胃肠混合型=5：5）	胃肠混合型多 （胃型：胃肠混合型：肠型=0.5：9：0.5）

了 ESD 或 EMR 的 1707 例 2221 个病变为对象，通过与感染幽门螺杆菌胃癌之间的比较，分析了未感染幽门螺杆菌早期胃癌的临床特征。在排除食管胃接合部癌和家族性腺瘤性息肉病（familial adenomatous polyposis，FAP）病例、残胃癌等病例的 1430 个病变中，诊断为未感染幽门螺杆菌胃癌的有 18 例 18 个病变（1.26%）。将满足下面所有条件的病变定义为未感染幽门螺杆菌胃癌：①进行血清 IgG 抗体（小于 3 U/mL）、快速尿素酶呼气试验、病原体培养法和镜检法的至少 1 项以上的检查，所做的检查全部为阴性；②在内镜检查中，胃体下部小弯的集合小静脉规则排列（regular arrangement of collecting venules，RAC）为阳性，且无幽门螺杆菌感染表现（弥散性发红、多处点状发红、黏膜水肿）中的任何一种；③在内镜切除标本中，在癌周围黏膜上无组织病理学上的萎缩和肠上皮化生，炎性细胞浸润在正常范围内。将不符合上面任何一个条件的病变作为感染幽门螺杆菌（既往感染或现症感染）胃癌。

未感染幽门螺杆菌胃癌的男女比例无差异，年龄较年轻（年龄中值 65 岁 vs 71 岁，P<0.01）、U 区的病变较多（44% vs 17%，P<0.01）、未分化型的组织型较多（44% vs 6%，P<0.01）。

表3 未感染幽门螺杆菌胃癌的内镜特征

	分化型癌	未分化型癌
所在部位	胃体部	胃底腺/幽门腺交界部
颜色	同色多	褪色
肉眼分型	0-Ⅱa或0-Ⅱa+Ⅱc多	0-Ⅱb多
表面结构	乳头状多	平坦
特殊型	·SMT样隆起（胃底腺型胃癌） ·树莓样表现（小凹上皮型腺瘤/癌）	

尤其是当按不同组织型来看肿瘤的部位时，在分化型肿瘤，未感染幽门螺杆菌胃癌在 U 区多，而感染幽门螺杆菌胃癌在 L 区多，根据有无幽门螺杆菌感染，肿瘤的存在区域有所不同。另一方面，在未分化型肿瘤，不管有无幽门螺杆菌感染，未见肿瘤存在区域的不同。另外，在未感染幽门螺杆菌胃癌，未见有溃疡瘢痕（UL）的病变（**表2**）。

另外，就年龄、性别、部位、肿瘤直径相匹配的分化型癌的未感染幽门螺杆菌胃癌（10 例）和感染幽门螺杆菌胃癌（30 例），通过以 MUC5AC、MUC6、MUC2、CD10 为标志物的免疫组织化学染色，比较分析了黏液表型。其结果，未感染幽门螺杆菌分化型胃癌 10 例的黏液表型为胃型 5 例，胃肠混合型 5 例，胃型表型较多；而幽门螺杆菌感染分化型胃癌 30 例的黏液表型为胃型 2 例，胃肠混合型 26 例，肠型 2 例。

未感染幽门螺杆菌早期胃癌的内镜特征（表3）

在本院施行了 ESD/EMR 的早期胃癌中，未感染幽门螺杆菌胃癌的比例为 1.26%，与已有报道中的 1% 左右大致相同。与本院所经治的病例一样，Matsuo 等报道，未感染幽门螺杆菌胃癌患者的平均年龄为 50 多岁和青少年。一般认为，感染幽门螺杆菌胃癌是因慢性炎症的持续，在背景胃黏膜上引起萎缩和肠上皮化生等变化，从而引发癌，但根据未感染幽门螺杆菌胃癌在无慢性炎症的黏膜上、在青少年也有发生这一点，癌变的过程有可能不同，最好在筛选高危人群的基础上进一步阐明病况。

虽然在以往的报道中，在未感染幽门螺杆菌胃癌中未分化型胃癌的比例较高，但在本院的研究结果中，实际的数量是分化型癌更多。笔者认为其中的一个理由可能是因为研究对象是 ESD/EMR 病例，但应注意，即使是在未感染幽门螺杆菌胃也多发分化型癌。吉村等报道，在未感染幽门螺杆菌胃癌中有 3 种大的类型：①胃贲门部癌或食管胃接合部腺癌；②在胃底腺区可见的胃型表型的低异型度腺癌；③在胃底腺和幽门腺交界区可见的印戒细胞癌。在本院所经治病例的研究中，未感染幽门螺杆菌分化型胃癌在胃底腺区的 U 区较多，具有胃型表型的病变较多。Kobayashi 等报道，胃型表型的高分化型腺癌为乳头状的表面结构，在窄带成像（narrow band imaging，NBI）放大观察中，多呈小叶内袢状结构（intralobular loop pattern）；Yamada 等也报道，作为未感染幽门螺杆菌分化型胃癌的特征，有乳头状／绒毛样表面结构，因此该内镜表现有可能对诊断有用。

从本院所经治病例的内镜表现来看，未感染幽门螺杆菌分化型胃癌与幽门螺杆菌感染分化型胃癌相比，或在病变部和背景胃黏膜上均无炎症，或在两者的结构都很规则，边界也很清晰。虽然在表面被非肿瘤上皮所覆盖、呈黏膜下肿瘤（submucosal tumor，SMT）样表现的胃底腺型胃癌需要特别注意，但据推测，在有向小凹上皮分化的肿瘤，发现病变并不困难。与之相比，由于未感染幽门螺杆菌分化型胃癌的结构规则，细胞也是低异型度，因此通过包括活检在内的内镜检查来进行肿瘤／非肿瘤的鉴别更为重要。特别是在近年来报道的具有树莓样外观的小凹上皮型肿瘤与胃增生性息肉之间的鉴别这一点上非常重要。

病例

[**病例1，图2**] U 区的隆起型早期胃癌。73 岁，女性。

在常规观察中，在胃体上部前壁见有略呈白色的表面颗粒状的隆起性病变（**图 2b**）。在背景胃黏膜上见有 RAC，在胃体部未见萎缩性胃炎的表现，散见有胃底腺息肉（**图 2a**）。肿瘤的边界在常规白光和 NBI 下都很清晰（**图 2c，d**）；在 NBI 放大观察中，表面微结构、微血管结构表现均为轻度不规则（**图 2d**）。内镜诊断为癌，施行了 ESD。组织病理学诊断为 30 mm 的 0–IIa 型病变，高分化型腺癌，浸润深度 pT1a（**图 2e，f**）。形成不规则腺管的肿瘤细胞显示出类似于小凹上皮、副细胞、壁细胞、幽门腺的多种形态；MUC5AC 染色为强阳性，MUC6、H^+/K^-–ATPase 和溶菌酶为部分阳性，胃蛋白酶原 I 为阴性，被诊断为胃固有黏膜型的低异型度分化型胃癌。

藤崎等报道，未感染幽门螺杆菌胃癌以未分化型居多，多发生于 ML 区。在笔者等的研究中也是未分化型癌占未感染幽门螺杆菌组的 44%，全部为印戒细胞癌。肿瘤直径中值为 11 mm，比较小；仅见于 M 区和 L 区。吉村等报道未感染幽门螺杆菌的未分化型早期胃癌多发生在腺交界处，但在笔者等所经治的病例中，发生于 L 区的占 63%。Kimura 表示，在青少年的无萎缩

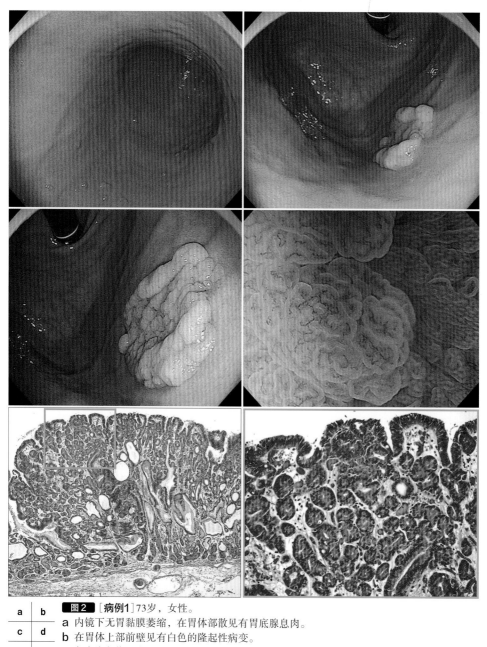

a	b
c	d
e	f

图2 ［**病例1**］73岁，女性。

a 内镜下无胃黏膜萎缩，在胃体部散见有胃底腺息肉。

b 在胃体上部前壁见有白色的隆起性病变。

c 色素染色像。表面为颗粒状，分界线（demarcation line）清晰。

d NBI联合高倍放大像。表面微结构未见不规则，但微血管结构表现见有轻度不规则。

e,f ESD标本的HE染色像。显示出腺管融合的不规则结构。诊断为高分化腺癌。e：低倍放大像，f：e的蓝框部中倍放大像。

性胃炎的胃，组织病理学上的腺边界处位于前庭部的大致正中央，认为未感染幽门螺杆菌胃的未分化型早期胃癌的好发部位是从胃角略靠近肛门侧。由于刚越过胃角的小弯和后壁有时是难以观察的部位，所以在未感染幽门螺杆菌病例需要注意不要漏掉该部位的小的褪色区域。

［**病例2，图3**］ L区的平坦型早期胃癌。41岁，男性。

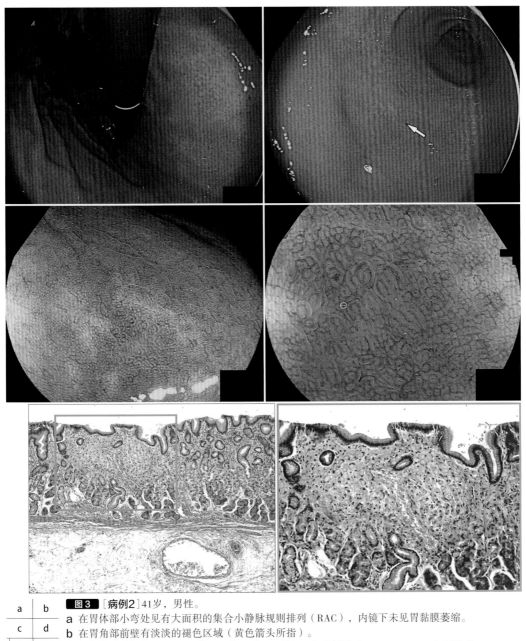

a	b
c	d
e	f

图3 ［**病例2**］41岁，男性。
a 在胃体部小弯处见有大面积的集合小静脉规则排列（RAC），内镜下未见胃黏膜萎缩。
b 在胃角部前壁有淡淡的褪色区域（黄色箭头所指）。
c BLI联合低倍放大像。虽然作为褪色区域可以辨识，但分界线（demarcation line）不清晰。
d BLI联合高倍放大像。微血管结构像及表面微结构未见明显的不规则。
e,f ESD标本的HE染色像。在黏膜浅层～中层可见印戒细胞癌。黏膜表层被非肿瘤细胞所覆盖。e：低倍放大像，f：e的蓝框部中倍放大像。

在常规观察中，在胃角部前壁见有淡淡的褪色区域（**图3b**）。背景胃黏膜为RAC阳性，未见萎缩（**图3a**）。在蓝激光成像（blue laser imaging，BLI）非放大观察中，肿瘤的边界作为颜色变化可以辨识（**图3c**）；但在BLI放大观察中，表面微结构和微血管结构像无变化（**图3d**）。经活检诊断为未分化型癌，施行了ESD。组织病理学诊断为4 mm大小的0-Ⅱc

型，浸润深度为 pT1a，在黏膜浅层~中层有印戒细胞癌增生，黏膜表层被非肿瘤性小凹上皮所覆盖（图3e，f）。

结语

　　未感染幽门螺杆菌胃癌的发生率很低，约为1%。其具有与感染幽门螺杆菌胃癌不同的特征，为此期待大家通过牢记青少年病例多，U区病例、未分化型癌病例多这样的特征，提高在未感染幽门螺杆菌病例的胃癌的诊断精度。

参考文献

[1]International Agency for Research on Cancer. Schistosomes, liver flukes and *Helicobacter pylori*. IARC Monogr Eval Carcinog Risks Hum　61: 177–240, 1994.

[2]Uemura N, Okamoto S, Yamamoto S, et al. *Helicobacter pylori* infection and the development of gastric cancer. N Engl J Med 345: 784–789, 2001.

[3]Kobayashi M, Takeuchi M, Ajioka Y, et al. Mucin phenotype and narrow-band imaging with magnifying endoscopy for differentiated-type mucosal gastric cancer. J Gastroenterol 46: 1064–1070, 2011.

[4]Ueyama H, Yao T, Nakashima Y, et al. Gastric adenocarcinoma of fundic gland type（chief cell predominant type）: proposal for a new entity of gastric adenocarcinoma. Am J Surg Pathol 34: 609–619, 2010.

[5]菊池正悟. *Helicobacter pylori*は胃癌の原因か. 胃と腸 42: 915–920, 2007.

[6]Hirayama Y, Kawai T, Otaki J, et al. Prevalence of *Helicobacter pylori* infection with healthy subjects in Japan. J Gastroenterol Hepatol 29（Suppl 4）: 16–19, 2014.

[7]Wang C, Nishiyama T, Kikuchi S, et al. Changing trends in the prevalence of *H. pylori* infection in Japan（1908–2003）: a systematic review and meta-regression analysis of 170,752 individuals. Sci Rep 7: 15491, 2017.

[8]日本ヘリコバクター学会（編）. WS2小児期の*H. pylori*感染: 感染経路と感染実態. 第19回日本ヘリコバクター学会学術集会プログラム抄録集, pp 90–94, 2013.

[9]上村直実. *H. pylori*感染と胃発癌研究の進歩本邦における*H. pylori*感染と胃癌発生・進展の関連性. 日臨 61: 25–29, 2003.

[10]Kato S, Matsukura N, Tsukada K, et al. *Helicobacter pylori* infection-negative gastric cancer in Japanese hospital patients; Incidence and pathological characteristics. Cancer Sci 98: 790–794, 2007.

[11]Kakinoki R, Kushima R, Matsubara A, et al. Re-evaluation of histogenesis of gastric carcinomas: a comparative histopathological study between *Helicobacter pylori*-negative and *H. pylori*-positive cases. Dig Dis Sci 54: 614–620, 2009.

[12]Yoon H, Kim N, Lee HS, et al. *Helicobacter pylori*-negative gastric cancer in South Korea: incidence and clinicopathologic characteristic. Helicobacter 16: 382–388, 2011.

[13]Matsuo T, Ito M, Tanaka S, et al. Low prevalence of *Helicobacter pylori*-negative gastric cancer among Japanese.

Helicobacter 16: 415–9, 2011.

[14]Ono S, Kato M, Suzuki M, et al. Frequency of *Helicobacter pylori*-negative gastric cancer and gastric mucosal atrophy in Japanese endoscopic submucosal dissection series including histological, endoscopic and serological atrophy. Digestion 86: 59–65, 2012.

[15]藤崎順子，山本智理子，堀内祐介，他. *Helicobacter pylori*陰性未分化型早期胃癌の特徴. 胃と腸 49: 854–861, 2014.

[16]八板弘樹，蔵原晃一，川崎啓祐，他. *Helicobacter pylori*陰性分化型胃癌の臨床病理学的特徴—臨床の立場から. 胃と腸 49: 863–873, 2014.

[17]Kwak HW Choi IJ, Cho SJ, et al. Characteristics of gastric cancer according to *Helicobacter pylori* infection status. J Gastroenterol Hepatol 29: 1671–1677, 2014.

[18]Kim HJ, Kim N, Yoon H, et al. Comparison between resectable *Helicobacter pylori*-negative and positive gastric cancers. Gut Liver 10: 212–219, 2016.

[19]Dixon MF, Genta RM, Yardley JH, et al. Classification and grading of gastritis. The updated Sydney system. International Workshop on the Histopathology of Gastritis, Houston 1994. Am J Surg Pathol 20: 1161–1181, 1996.

[20]Kishikawa H, Kimura K, Ito A, et al. Predictors of gastric neoplasia in cases negative for *Helicobacter pylori* antibody and with normal pepsinogen. Anticancer Res 35: 6765–6772, 2015.

[21]Kato T, Yagi N, Kamada T, et al. Diagnosis of *Helicobacter pylori* infection in gastric mucosa by endoscopic features: a multicenter prospective study. Dig Endosc 25: 508–518, 2013.

[22]吉村大輔，吉村理江，加藤誠也，他. *H. pylori*未感染胃癌—現状と未来の課題. 胃と腸 53: 658–670, 2018.

[23]Yamada A, Kaise M, Inoshita N, et al. Characterization of *Helicobacter pylori*-naïve early gastric cancers. Digestion 98: 127–134, 2018.

[24]Ueyama H, Matsumoto K, Nagahara A, et al. Gastric adenocarcinoma of the fundic gland type（chief cell predominant type）. Endoscopy 46: 153–157, 2014.

[25]Shibagaki K, Fukuyama C, Mikami H, et al. Gastric foveolar-type adenomas endoscopically showing a raspberry-like appearance in the *Helicobacter pylori*-uninfected stomach. Endosc Int Open 7: E784–791, 2019.

[26]Kanesaka T, Uedo N, Yao K, et al. New subtype of gastric adenocarcinoma: mixed fundic and pyloric mucosa-type adenocarcinoma. Clin J Gastroenterol 10: 224–228, 2017.

[27]藤崎順子，堀内裕介，平澤俊明，他. *H. pylori*未感染未分化型胃癌の診断のこつ. 日消誌 58: 1001–1009, 2016.

[28]Kimura K. Chronological transition of the fundic-pyloric border determined by stepwise biopsy of the lesser and greater curvatures of the stomach. Gastroenterology 63: 584–592, 1972.

Summary

Clinical Characteristics of *Helicobacter pylori* Naïve Gastric Neoplasia

Sho Suzuki[1], Noriya Uedo[2],
Hiroshi Kawakami[1], Ryu Ishihara[2]

Because the *H. pylori* (*Helicobacter pylori*) infection rate is decreasing, it is expected that the relative number of *H. pylori*-naïve gastric cancer cases will increase. In this study, we examined clinical characteristics of *H. pylori*-naïve gastric cancer cases experienced in our institution between January 2010 and May 2016. The *H. pylori*-naïve gastric cancer proportion was low, at 1.26%. Our findings indicate that *H. pylori*-naïve gastric cancers were more frequent in young patients, were generally in upper-third locations, and of undifferentiated histological type. In addition, among all differentiated lesions, the proportion showing a gastric mucin phenotype was larger in *H. pylori*-naïve gastric cancers than in *H. pylori*-associated gastric cancers.

[1]Department of Gastroenterology and Hepatology, University of Miyazaki Hospital, Miyazaki, Japan.
[2]Department of Gastrointestinal Oncology, Osaka International Cancer Institute, Osaka, Japan.

在意识到未感染幽门螺杆菌胃上皮性肿瘤时，X线影像读片上的注意点

小田 丈二 [1]

入口 阳介

水谷 胜 [2]

富野 泰弘 [1]

山里 哲郎 [2]

依光 展和 [1]

园田 隆贺

大岛 奈奈

岸 大辅

清水 孝悦

桥本 真纪子

中河原 亚希子

山村 彰彦 [3]

细井 董三 [1]

摘要●以发生于未感染幽门螺杆菌（*Helicobacter pylori*）胃的9例胃癌为例，探讨了在X线影像读片上的应注意之点。未感染幽门螺杆菌胃上皮性肿瘤的发生部位和组织型有关，至少可以举出4种类型：①胃贲门癌/食管胃接合部腺癌；②胃底腺区的胃型表型（低异型度）分化型腺癌；③胃底腺和幽门腺交界区的印戒细胞癌/低分化腺癌；④前庭部的类似糜烂型的高分化型腺癌。在通过X线进行筛查的读片中，在诊断为未感染幽门螺杆菌胃的情况下，在认识到上述几点的同时进行读片是很重要的。

关键词 幽门螺杆菌 胃上皮性肿瘤 未感染幽门螺杆菌胃癌 X线诊断

[1] 東京都がん検診センター消化器内科 〒183-0042 東京都府中市武蔵台2丁目9-2 E-mail：johjioda@gmail.com
[2] 東京都保健医療公社荏原病院消化器内科
[3] 東京都がん検診センター検査科

前言

在上消化道X线造影影像的读片方面，我想目前临床检查的绝大部分是通过胃癌X线检诊的筛查（以下简称"X线筛查"）和对病变的详细检查。一直以来，日本是胃癌大国，占癌所致的死亡原因的首位。以往绝大部分是以现在所说的伴于幽门螺杆菌（*Helicobacter pylori*）感染的慢性胃炎为背景而发生的胃癌，通常所见的大多数胃癌都是通过肉眼分型为代表的不同形态的病变这一认识来诊断的。幽门螺杆菌感染和胃癌的关系被广泛认识，在最近除菌治疗已经被广泛推行。在这一过程中，与幽门螺杆菌无关的胃癌也被论及，遇到与以往常见的胃癌形态不同的病变的机会在不断增加，而除菌后胃癌就是其中之一。在本文中，以"发生于未感染幽门螺杆菌胃的上皮性肿瘤"为主题，就以此前很少遇到的病变为目标的X线诊断，尤其是X线筛查方面的注意点和未感染幽门螺杆菌胃癌的形态特征，从X线影像读片的角度进行阐述。另外，在本书虽然不以食管胃接合部腺癌和贲门癌为对象，但由于是X线筛查方面不可忽视的区域，所以在本文中事先得到允许作为病例使用。

对未感染幽门螺杆菌胃的X线筛查的想法

关于相当于未感染幽门螺杆菌胃的 X 线背景黏膜的诊断，根据胃小区的黏膜造影表现和皱襞来判断。通过从 X 线下的胃小区表现读取胃炎伴萎缩的黏膜变化，以及慢性胃炎的 X 线造影表现来判断胃炎和萎缩。另外，从皱襞读取其性状和分布，通过 X 线判定是否相当于未感染幽门螺杆菌也是可行的。

下面展示实际所经治的未感染幽门螺杆菌胃癌病例。这些病例均是在内镜下未发现萎缩和活动性胃炎、施行的 2 个以上幽门螺杆菌感染诊断法均为阴性、被确认无除菌史的病例。

病例

[病例 1] 60 多岁，女性。前庭部类似糜烂样病变，高分化型腺癌（肠型表型优势）。

在以筛查为目的的上消化道内镜检查（esophagogastroduodenoscopy，EGD）中，在前庭部发现有病变（图 1a～c）。为糜烂样的小隆起性病变，在顶部伴有凹陷。经活检诊断为 tub1。在 X 线造影检查（图 1d，e）中，黏膜表面光滑，皱襞细且分布区域广，因此设想背景黏膜为幽门螺杆菌阴性胃黏膜。在前庭部前壁见有单发性糜烂样小病变（图 1d，黄色箭头所指）。在小隆起的顶部见略呈歪斜形态的钡斑（图 1e，黄色箭头所指）。

对本病例施行了内镜黏膜下剥离术（endoscopic submucosal dissection，ESD）（图 1f），最终诊断为：高分化腺癌（well differentiated adenocarcinoma），p 型 0-Ⅱc，pT1a（M），2 mm，tub1，Ly0，V0；黏液表型为 MUC5AC（+），MUC6（-），CD10（+++），MUC2（+++），CDX2（+++）和肠型优势的病变（图 1g）。

[病例 2] 50 多岁，女性。胃窦体交界区的印戒细胞癌。

由于在以检诊为目的的 EGD 中被诊出有病变，被介绍到本中心就诊。在前一医院的活检中诊断是印戒细胞癌。EGD（图 2a～c）中在胃角部前壁发现有褪色的病变（图 2a，黄色箭头所指）。窄带成像（narrow band imaging，NBI）观察也是如此（图 2b，黄色箭头所指）。在病变肛侧还发现伴有再生性变化的活检瘢痕。当喷洒靛胭脂色素时病变不清晰（图 2c），只有活检瘢痕部明显。在 X 线造影检查（图 2d，e）中，在前庭部前壁见有不规则形的阴影斑。发现由于活检的影响而发生变化的部分被增强了，而周围的 0-Ⅱb 很难判断。

对本病例施行了远端胃切除术。切除后的半固定标本如图 2f 所示，组织病理像如图 2g 所示。最终诊断为：印戒细胞癌（signet-ring cell carcinoma），p 型 0-Ⅱb，pT1a（M），11 mm×7 mm，sig，Ly0，V0，pN0。

[病例 3] 40 多岁，女性。0-Ⅱc（或 3）型晚期癌，低分化腺癌。

以明确诊断为目的施行了 EGD，因被指出有病变而被介绍到本中心就诊。在前一医院的活检中诊断为低分化腺癌。在 EGD（图 3a～c）中，在胃角部～前庭部小弯前壁侧见不规则形糜烂伴再生黏膜。在 NBI 放大观察（图 3d）中，在溃疡周围的黏膜表层未见提示明显的上皮性肿瘤的表现。在精密 X 线造影检查（图 3e，f）中，在胃角部～前庭部小弯前壁侧见有黏膜下肿瘤（submucosal tumor，SMT）样伴有一定厚度的不规则形的凹陷性病变；在小弯侧见有一直延伸到胃体下部的伸展不良。当压迫时（图 3g），可以知道是整体上具有相当厚度的病变。

对本病例施行了远端胃切除术。切除标本如图 3h 所示，溃疡形成部的微距像如图 3i 所示。在溃疡周围见有少许黏膜内病变，但表层被非肿瘤黏膜所覆盖。最终诊断为：低分化腺癌（poorly differentiated adenocarcinoma），p3 型，pT3（SS），70 mm×60 mm，Ly2，V1，pN0。

[病例 4] 70 多岁，女性。呈 SMT 样形态的分化型腺癌。

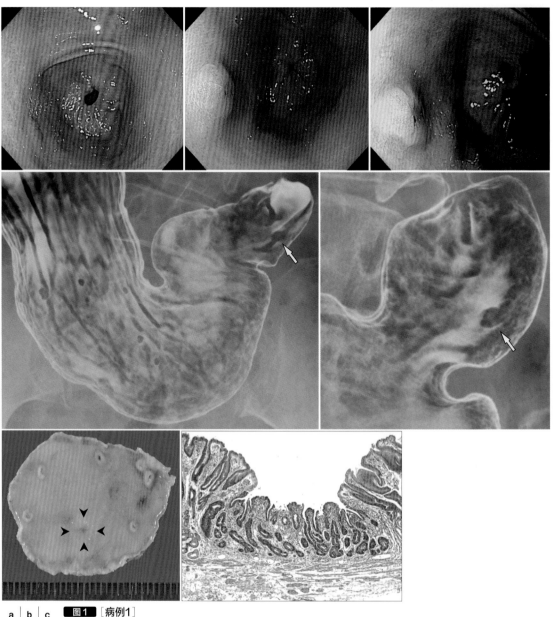

a	b	c
d		e
f		g

图1 ［病例1］

a 常规内镜像（白光，活检前）。

b 常规内镜像（白光，活检前）。

c 靛胭脂染色像（活检前）。

d 精密X线双重造影像（腹卧位头低位）。在幽门螺杆菌阴性胃黏膜的前庭部见有单发性糜烂样表现（黄色箭头所指）。

e 精密X线双重造影像（腹卧位头低位）。在前庭部前壁见有糜烂样的隆起性病变，在顶部伴有淡淡的阴影斑（黄色箭头所指）。

f ESD后的固定标本。用黑色箭头指示病变。

g 组织病理像。在凹陷部见有分化型腺癌。

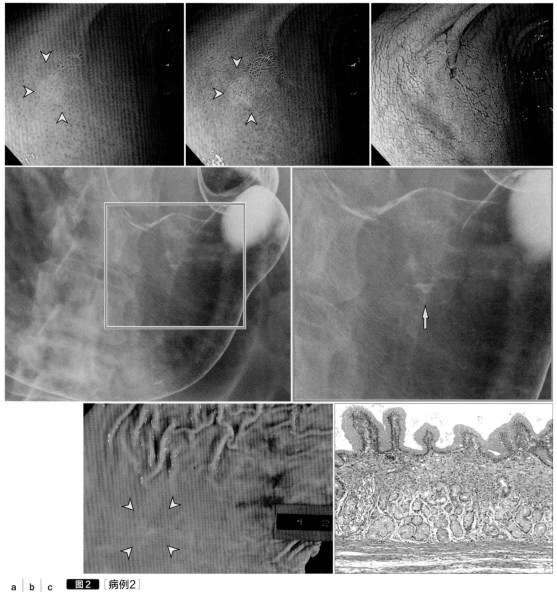

图2［病例2］

a 常规内镜像（白光，活检后）。在胃角部前壁见有褪色的病变（黄色箭头所指）。

b 常规内镜像（NBI，活检后）。黄色箭头指示与a相同的部位。

c 靛胭脂染色像（活检后）。

d 精密X线双重造影像（腹卧位头低位）。

e 精密X线双重造影像（腹卧位头低位；d的蓝框部放大像）。可以观察到被认为是受活检影响的瘢痕部（黄色箭头所指）。

f 切除后的半固定标本。黄色箭头指示病变部。

g 组织病理像。

无明显自觉症状，在本中心接受了胃癌集体检诊。在X线造影检查（**图4a**）中，在胃体下部大弯侧见有SMT样的隆起性病变。在俯卧位（**图4b**），可见顶部伴有钡斑的病变。在详细X线造影检查（**图4c，d**）中，顶部的凹陷为不规则形，当压迫时（**图4e**）可知整

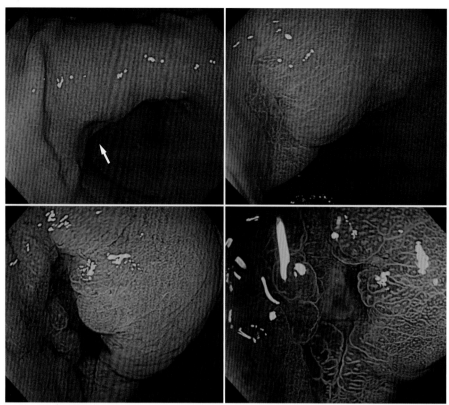

图3 ［病例3］

a	b
c	d

a 常规内镜像（白光）。用白色箭头指示病变。
b 常规内镜像（白光，近距像）。
c 靛胭脂染色像。
d NBI放大像。在表层未能指出明显的上皮性肿瘤引起的变化。

个病变都具有一定的厚度。在 EGD（**图 4f，g**）中也同样在胃体下部大弯处见有顶部伴有凹陷的 SMT 样的隆起性病变。在 NBI 放大观察（**图4h**）中，在黏膜表层未见提示有明显的上皮性肿瘤的表现。

对本病例施行了远端胃切除术。切除后的半固定标本如**图 4i** 所示，微距像如**图 4j ~ l** 所示。

最终诊断为：乳头状腺癌（papillary adenocarcinoma），p 型 0- Ⅰ + Ⅲ，16 mm × 11mm，pT1b2（SM2），Ly1，V0，pN1（1/34）；黏液表型为 MUC5AC（＋＋＋），MUC6（－），CD10（－），MUC2（－），小凹上皮型。

［**病例 5**］ 70 多岁，男性。胃体中部前壁的胃底腺型胃癌。

以检诊为目的施行了 EGD，在胃体中部前壁见有病变（**图 5a**）。在详细检查中，在胃体中部前壁发现伴有瘢痕的白色的病变（**图5b**），可能是受到活检的影响。伴有平缓的边缘隆起，在小弯侧见有胃底腺息肉（fundic gland polyp，FGP）（**图 5c，d**）。在精密造影检查（**图 5e，f**）中，在胃体中部前壁小弯侧见有 FGP，当以此为标志仔细观察前壁侧时就可以辨识病变。

对本病例施行了 ESD。切除后的固定标本如**图 5g** 所示，组织病理像如**图 5h，i** 所示。在胃底腺黏膜的靠近腺颈部的深部侧，见有从

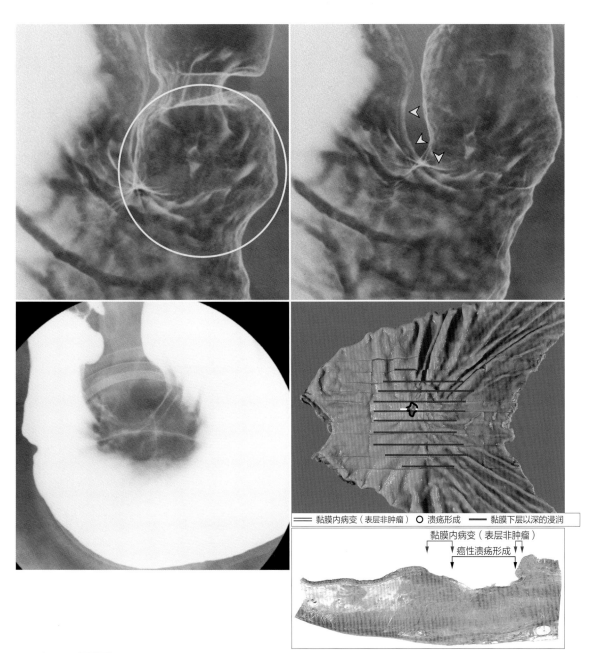

黏膜内病变（表层非肿瘤） ○ 溃疡形成 ━━ 黏膜下层以深的浸润

黏膜内病变（表层非肿瘤）
癌性溃疡形成

图3 ［病例3］

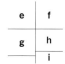

e 精密X线双重造影像（腹卧位）。在前庭部前壁小弯侧见有不规则形的阴影斑。在其周围，在黏膜表层没有看到明显的肿瘤的露出，但整体上带有一定厚度（黄色圆圈部）。

f 精密X线双重造影像（腹卧位）。在小弯侧的边缘一直到胃体下部见有伸展不良（黄色箭头所指）。

g 精密X线压迫像（背卧位）。以小弯侧为中心可见伴有一定厚度的病变。

h 切除后固定的标本及标测图。

i 微距。见有黏膜内病变（↑↑↑）。表层为非肿瘤。

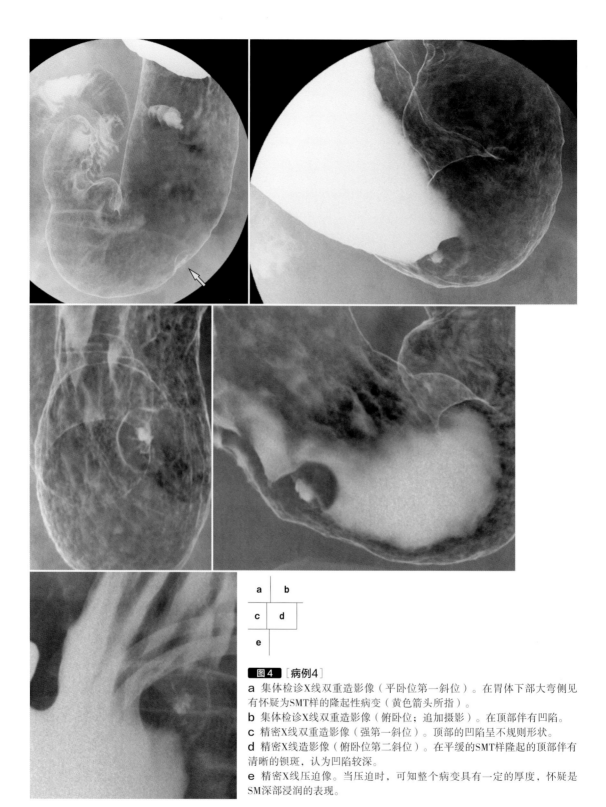

a	b
c	d
e	

图4 ［病例4］

a 集体检诊X线双重造影像（平卧位第一斜位）。在胃体下部大弯侧见有怀疑为SMT样的隆起性病变（黄色箭头所指）。

b 集体检诊X线双重造影像（俯卧位；追加摄影）。在顶部伴有凹陷。

c 精密X线双重造影像（强第一斜位）。顶部的凹陷呈不规则形状。

d 精密X线造影像（俯卧位第二斜位）。在平缓的SMT样隆起的顶部伴有清晰的钡斑，认为凹陷较深。

e 精密X线压迫像。当压迫时，可知整个病变具有一定的厚度，怀疑是SM深部浸润的表现。

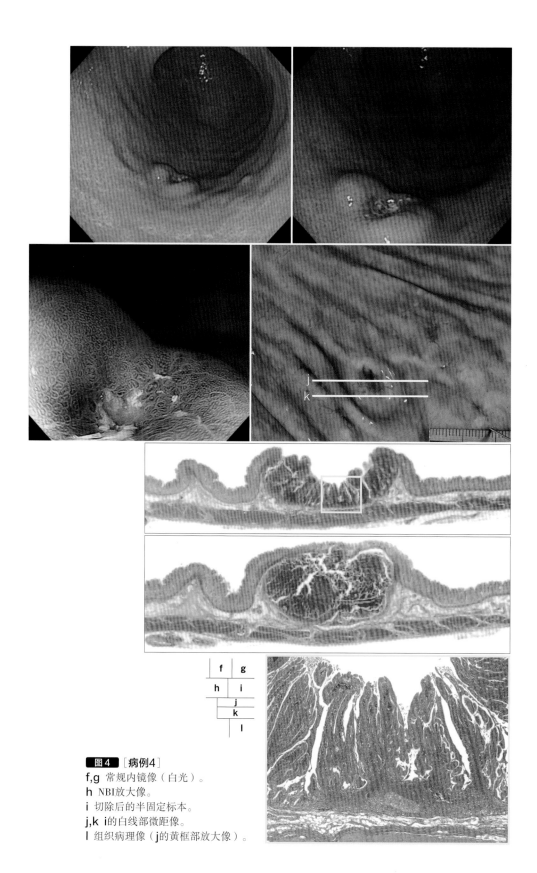

图4 [病例4]

f,g 常规内镜像（白光）。

h NBI放大像。

i 切除后的半固定标本。

j,k i的白线部微距像。

l 组织病理像（j的黄框部放大像）。

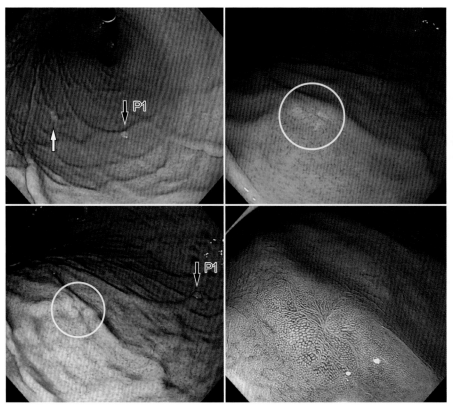

a	b
c	d

图5 ［病例5］
a 常规内镜像（白光，活检前）。白色箭头所指为病变。黑色箭头（P1）所指为胃底腺息肉（FGP）。
b 常规内镜像（白光，活检后）。发现被认为是受到活检影响的具有瘢痕的白色病变（黄色圆圈部）。
c 靛胭脂染色像（活检后）。黑色箭头（P1）所指为FGP。黄色圆圈部表示与b相同的部位。
d NBI像（活检后）。

中小腺管状到不规则形腺管状、有不规则分支的类似于主细胞的低异型度的高分化管状腺癌。在一部分略超过黏膜肌层，浅浸润至黏膜下层。最终诊断为：胃底腺型胃癌（gastric adenocarcinoma of fundic gland type），p型0-Ⅱa+Ⅱc，5 mm×3 mm，pT1b1（SM1，45 μm），Ly0，V0；黏液表型为MUC5AC（-）、MUC6（++）、CD10（-）、MUC2（-）、pepsinogen Ⅰ（+++），为与胃底腺型胃癌不矛盾的表现。

［病例6］ 80多岁，女性。胃体中部小弯前壁的胃底腺型胃癌。

以检诊为目的施行了EGD，在胃体中部小弯前壁发现了白色的病变（**图6a**）。在详细

检查（**图6b，c**）中，在胃体中部小弯前壁，与常规观察中呈白色的部位一致，见有比较清晰边界的病变。笔者认为，在精密造影检查（**图6d**）中很难指出明显的异常。当放大（**图6e**）来看时，可以看到不规则形的淡淡的钡斑。

对本病例施行了ESD。切除后的固定标本如**图6f**所示，组织病理像如**图6g，h**所示。以胃底腺黏膜为背景，见有以深于腺颈部的黏膜深部侧为主体，呈中小腺管状至不规则形腺管状、有分支的不规则腺管结构，类似于主细胞的低异型度的腺癌。最终诊断为：胃底腺型胃癌（gastric adenocarcinoma of fundic gland type），p型0-Ⅱc，5 mm×5 mm，pT1b1（SM1，360 μm），Ly0，V0。黏液表型为MUC5AC

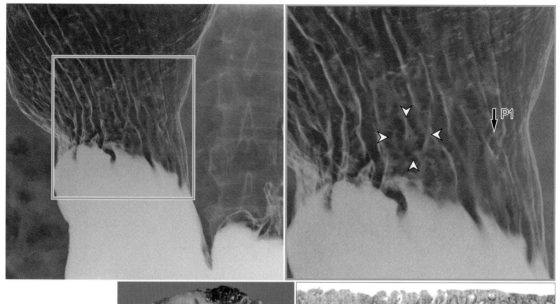

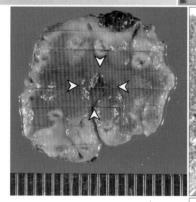

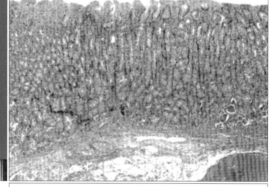

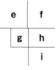

	e	f
	g	h
		i

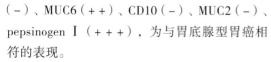
[病例5]

e　精密X线双重造影像（腹卧位）。

f　e的蓝框部放大像。见有伴平缓的边缘隆起的淡淡的阴影斑。用白色箭头指示病变。黑色箭头（P1）所指为FGP。

g　ESD后的固定标本。

h　组织病理像。在靠近腺颈部深部侧类似于主细胞。见有高分化管状腺癌。

i　组织病理像（pepsinogen Ⅰ染色）。

（−）、MUC6（＋＋）、CD10（−）、MUC2（−）、pepsinogen Ⅰ（＋＋＋），为与胃底腺型胃癌相符的表现。

[病例7]　50多岁，男性。食管胃接合部晚期癌。

无明显自觉症状，在本中心接受了胃癌集体检诊。在X线造影检查（图7a）中，在胃上部的内腔侧见有看起来像是隆起性病变轮廓样的异常阴影。在第二斜位（图7b），贲门侧的皱襞呈接合至融合样肿大，整体上具有一定厚度。在造影检查（图7c，d）中，认为病变的口侧一直浸润到食管，在胃侧呈类似0-Ⅱc

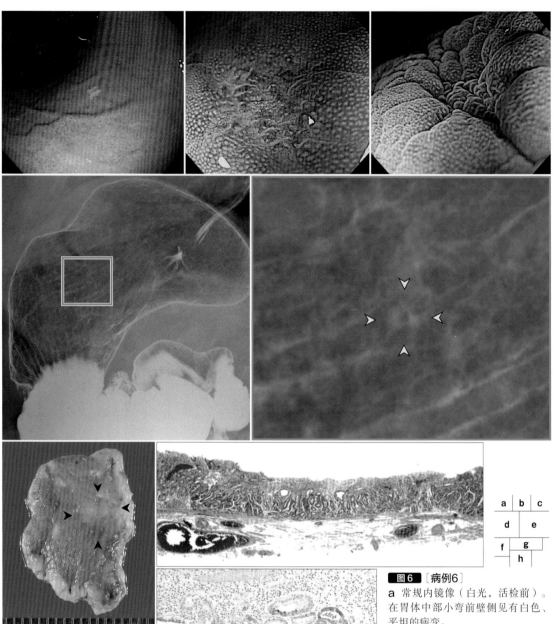

图6 ［病例6］

a 常规内镜像（白光，活检前）。在胃体中部小弯前壁侧见有白色、平坦的病变。

b,c NBI像（活检后）。背景的小凹上皮呈类圆形，为均一且规则的排列，与病变部之间的边界较为清晰。

d 精密X线双重造影像（俯卧位头低位）。

e d的蓝框部放大像。黄色箭头所指为病变处。

f ESD后的固定标本。黑色箭头所指为病变。

g 组织病理像。

h MUC6染色像。

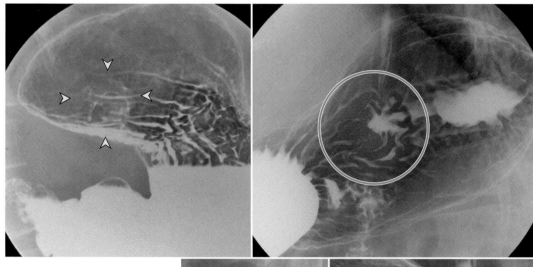

图7 [病例7]

a 检诊时胃X线双重造影像（立位）。在黄色箭头所指处见有异常阴影。

b 检诊时胃X线双重造影像（平卧位第二斜位）。在蓝色圆圈部见有异常阴影。

c 精密X线双重造影像（俯卧位）。可见一直浸润至食管侧。

d 精密X线双重造影像（俯卧位）。在胃上部见有不规则形的钡斑和周围的黏膜异常（红色圆圈部）。

e 常规内镜像（白光）。在口腔侧一直浸润到食管侧。

f 靛胭脂染色像。在肛门侧见有不规则形的溃疡形成。

g 常规内镜像（白光，反转观察）。

h 活检组织病理像。

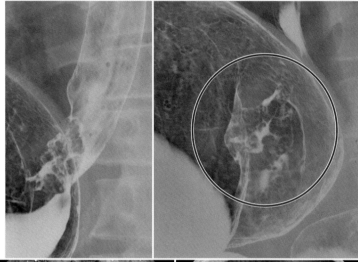

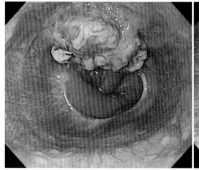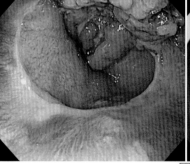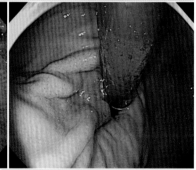

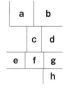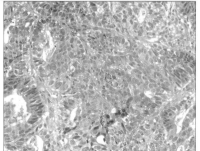

a	b	
	c	d
e	f	g
		h

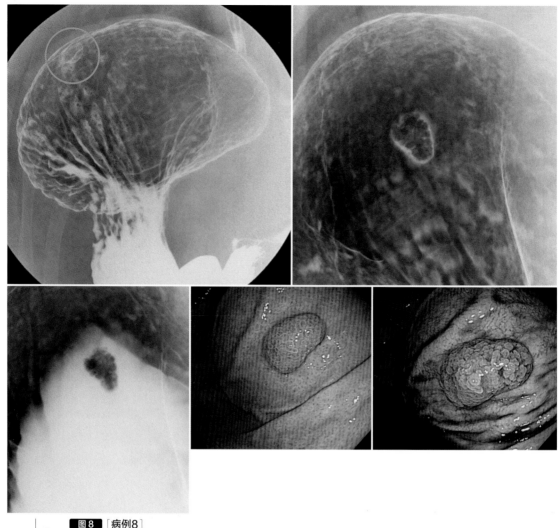

<table>
<tr><td>a</td><td>b</td></tr>
<tr><td>c</td><td>d</td><td>e</td></tr>
</table>

图8 ［病例8］
a 检诊时胃X线双重造影像（俯卧位头高位）。在蓝色圆圈部见有隆起性病变。
b 精密X线双重造影像（俯卧位头高位）。
c 精密X线双重造影像（俯卧位头高位）。
d 常规内镜像（白光）。见有轻度发红的山田分类Ⅲ型的隆起性病变。
e 靛胭脂染色像。隆起的表面呈颗粒状至乳头状。

2型样晚期癌的形态。在 EGD（**图7e～g**）中，在食管胃接合部见有病变，病变的口侧向食管侧浸润，在中央部的略肛侧见有不规则形溃疡的形成。活检诊断为 tub2（**图7h**）。由于见有肝转移、淋巴结转移，在化疗后施行了近端胃切除术，未发现癌的残留；肝转移灶通过部分切除也未见癌的残留。

［**病例8**］ 60多岁，男性。胃体上部前壁

的胃型高分化型腺癌。

无明显自觉症状，在本中心接受了胃癌集体检诊。在 X 线造影检查（**图 8a**）中，在胃体上部前壁侧见有 10 mm 左右的隆起性病变。在造影检查时的俯卧位第一斜位双重造影像（**图8b，c**）中，在胃体上部前壁见有 10 mm 大的透亮征。隆起的表面呈小颗粒状，伴有点状至斑状的钡斑。在 EGD（**图 8d，e**）中也同样在

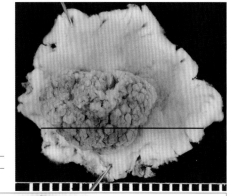

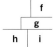

图8［病例8］
f ESD后的固定标本及标测图。黑线部的微距像如g所示。
g f的黑线部切片的微距像。
h MUC5AC染色像。
i MUC6染色像。

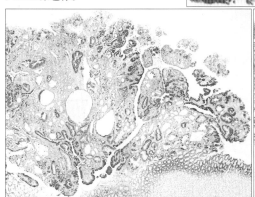
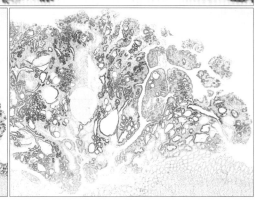

胃体上部前壁见有轻度发红的山田分类Ⅲ型的隆起性病变。在靛胭脂染色观察中，隆起的表面呈颗粒状至乳头状。

对本病例施行了ESD。切除后的固定标本如**图 8f** 所示，微距像如**图 8g** 所示，组织病理像如**图 8h，i** 所示。最终诊断为：高分化管状腺癌（well differentiated tubular adenocarcinoma），p 型 0-Ⅰ，12 mm×8 mm，pT1a（M），Ly0，V0，gastric type。黏液表型 MUC5AC 和 MUC6 均为阳性。

［**病例9**］ 80 多岁，女性。贲门部前壁大弯侧的胃底腺型胃癌。

以检诊为目的施行了 EGD，在贲门部前壁大弯侧见有略呈黄白色的平缓的SMT样病变（**图9a**）。在活检后的详细检查（**图9b，c**）中，在顶部略伴有凹陷。在 X 线造影检查（**图9d，e**）中，见有平缓的 SMT 样的隆起性病变；在隆起的表面伴有被认为是受活检影响的淡淡的不规则形阴影斑。

对本病例施行了 ESD。切除后固定标本的实体显微镜像如**图9f** 所示，组织病理像如**图9g，h** 所示。以胃底腺黏膜为背景，以深于腺颈部的黏膜深部侧为主体，呈中小腺管状到不规则形腺管状、有分支的不规则腺管结构的主细胞优势型的增殖表现，为低异型度的腺癌。最终诊断为：胃底腺型胃癌（gastric

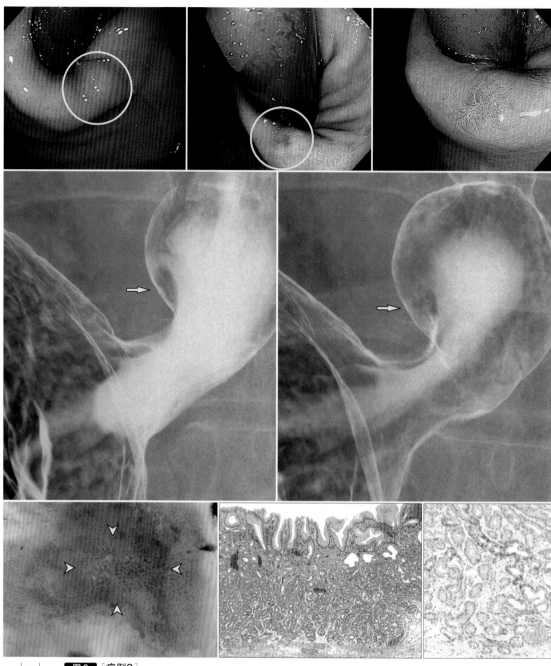

a	b	c
d	e	
f	g	h

图9 ［病例9］

a　常规内镜像（白光，活检前）。见有略呈黄白色的SMT样隆起性病变（黄色圆圈部）。

b　靛胭脂染色像（活检后）。受活检的影响顶部略凹陷（黄色圆圈部）。

c　NBI像（活检后）。

d　精密X线双重造影像（俯卧位头高位）。在黄色箭头所指处见有SMT样的隆起性病变。

e　精密X线双重造影像（俯卧位头高位）。在隆起表面伴有不规则形的淡淡的阴影斑（黄色箭头所指处）。

f　ESD后固定标本的实体显微镜像。黄色箭头所指处为病变。

g　组织病理像。

h　MUC6染色像。

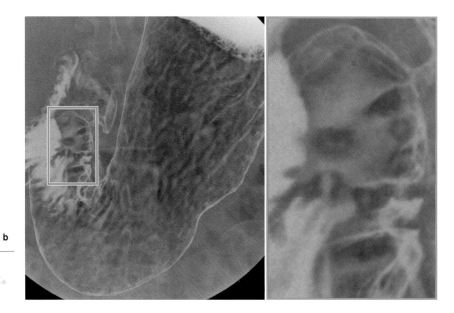

a b

图10
a 前庭部的多发性糜烂。
b a的蓝框部放大像。

adenocarcinoma of fundic gland type），p 型
0- Ⅱ a + Ⅱ c，5 mm×4 mm，pT1b1（SM1，
40μm），Ly0，V0。黏液表型为 MUC5AC（－）、
MUC6（＋＋）、CD10（－）、MUC2（－）、
pepsinogen Ⅰ（＋＋），为与胃底腺型胃癌相符
的表现。

讨论

　　以往常见的胃癌，具有在慢性胃炎所引起
的黏膜萎缩、肠上皮化生或胃底腺黏膜区之类
的背景黏膜（病变发生之处）、肉眼形态和组
织型之间有相互关系的"胃癌的三角"这一特
征，并且将有可能根据临床上特征性的某种表
现类推胃癌组织分类这一点应用于诊断。吉村
等也同样认为，即使是在未感染幽门螺杆菌胃
癌，也可以被分为 3 个区域 3 种病型，即：①
胃贲门癌和食管胃连接部腺癌；②胃底腺区的
胃型表型的（低异型度）分化型腺癌；③胃底
腺和幽门腺交界区的印戒细胞癌。在这些病型
中或许有必要加上像 [**病例 1**] 那样的④前庭部
的类似糜烂型的高分化型腺癌。沈田等也报道，
在幽门螺杆菌阴性胃的前庭部见有单发性糜烂
样的高分化型腺癌，与本病例同样被认为是提

示前庭部类似糜烂样病变的可能性的病例。另
外，黏液表型为肠型优势的病例也被报道。一
般来说前庭部的糜烂通常有多发（**图 10a**）的
趋势，但需要注意像本病例这样单发的情况。

　　[**病例 2 和病例 3**] 被认为是相当于上述
的③胃底腺和幽门腺交界区的印戒细胞癌的病
变。据报道，[**病例 2**] 作为未感染幽门螺杆菌
的未分化型早期癌，特别是印戒细胞癌的特征
为褪色的平坦型病变，本病例也一样。被发现
的情况大多是在常规观察和 NBI 观察中与非萎
缩黏膜之间的色调差，在靛胭脂染色像中容易
变得不清晰的情况也是一致的表现。另一方面，
[**病例 3**] 是晚期癌病例。目前的情况下，当把
贲门部排除在外时，未感染幽门螺杆菌胃的进
展期癌病例很少。本病例内镜下在黏膜表层未
见提示明显的上皮性肿瘤的表现，被认为是难
以进行范围诊断、浸润深度诊断的病变，但在
X 线造影检查中深部形态的变化很明显，笔者
认为 X 线造影检查对诊断深部浸润是有用的。

　　[**病例 4**] 是发生于胃底腺黏膜区的 SMT 样
乳头状腺癌病例。可以认为是上述①～④以外
的例外性病例。像本病例这样的 SMT 样形态的
病变，当从通过 X 线造影检查进行筛查的角度

考虑时，如果是类圆形的平缓的 SMT 的话，根据大小可能检查出来，但预计很难进行定性诊断。但是，在伴有表面形态的异常，或者深部形态异常的情况下，则认为不仅可以进行筛查诊断，也有可能进行定性诊断。[病例 3]也是如此。在早期诊断，进行异常表现筛查时，首先要从辨识其异常表现开始。当然，从在晚期癌代表性的明显的表现，到像规模小的黏膜内癌那样的表现不明显的病变，最多的是胃癌以外的胃病变，异常表现是广泛存在的。迄今为止的胃癌的 X 线诊断学，既有通过对比 X 线造影表现和肉眼表现、组织病理表现，分析表现的形成机制而确立了诊断学的历史，也有以胃癌的组织发生为基础，通过提出临床诊断的基本概念"胃癌三角"为代表的临床病理医生的研究业绩支撑起来的一面。并且，通过与迄今为止经治的或作为知识了解的胃癌的表现进行比较，发现类似性，作为对各个病例的诊断依据加以应用也是事实。

在本书中所收载的病例，如在前言中所述的那样，几乎都是没太遇到过的胃癌，特别是早期病变的情况下，包含着迄今为止经治过的胃癌中寻求相似性的诊断学难以应对的病变。因此，对胃癌不仅要寻求相似性，而且也要掌握异型度的概念，将组织病理学的胃癌的诊断指标——异型度的想法应用于肉眼表现及 X 线造影表现，可能表现出"与正常表现之间的形态上的差异"程度。当应用这一概念时，与存在组织病理学上的低异型度的癌一样，也有益于理解和表现存在有"与正常表现之间的形态上的差异"程度轻的癌的优点。在这里笔者认为[病例 2、病例 5、病例 6、病例 9]是与此相当的病例。如前所述，[病例 2]是 0-Ⅱb 型的印戒细胞癌，缺乏凹凸，由于是在靛胭脂染色中变得难以辨识的病变，因此认为肉眼观察下的异型度为极轻度。[病例 5、病例 9]是呈小型 SMT 样隆起形态的病例，[病例 6]是呈平坦凹陷型的胃底腺型胃癌病例，小型且缺乏上皮性变化，认为难以通过 X 线筛查进行早期发现和诊断，只能说是肉眼观察下异

型度为轻度的病变。由于在详细检查中了解到病变的存在部位，因此如果在周围有某种标志（如病例 5 的胃底腺息肉等），拍片和读片就会变得更容易。

[病例 7]和[病例 8]同样是在 X 线检诊中被发现的病变。在 X 线筛查中被认为是幽门螺杆菌阴性时的早期诊断中，对食管胃接合部的病变需要充分注意。这是因为该处的病变难以拍摄，而且从解剖学的角度看也很难读片，与其他胃区相比浸润深度也深，影响生命预后的可能性大。如果是像本病例这样表现明显（肉眼观察下的异型度在中等以上）就很容易发现，但这种情况下基本上是进展期癌。如果是以早期癌为对象，就需要注意到肉眼观察下异型度为轻度~中度的表现。

[病例 8]是发生于胃底腺区的息肉状、胃型的高分化型管状腺癌。如果是 0-Ⅰ型隆起，即使是小型病变通过 X 线筛查也很容易指出存在病变。实际上这种病例虽然在 X 线检诊中被发现，但在很多情况下很难进行定性诊断和浸润深度诊断。因此，不仅是病变大小的评估，读取隆起的形状和表面性状也很重要。与小凹上皮型胃癌不同，该病变是 MU5AC 和 MUC6 均为阳性的病变。一般认为是定位为类似胃息肉型的病变。

[病例 9]是如前所述的 SMT 样的小型病变，肉眼观察下的异型度只能说是轻度。不可否认的是，在 X 线筛查中也有可能根本不会注意到这个病变。因此，把在本书中收载的病例作为知识事先了解是很重要的。

结语

在本文中，就发生于未感染幽门螺杆菌胃的上皮性肿瘤，从 X 线诊断的角度进行了阐述。作为 X 线造影检查的作用，重要的是筛查和详细检查，本文在筛查中发现病变诊断时的注意事项、在详细检查中读片诊断上的注意事项方面，概括了以未感染幽门螺杆菌胃黏膜为背景情况下的 X 线读片的要点。在实际临床中，由

于 X 线影像的读片几乎全部是以筛查为目的，因此有必要前瞻性地读片，作为筛查时的思考过程，首先判断为认为是未感染幽门螺杆菌的胃，其次注意到异常，然后诊断（鉴别诊断）。另外，由于未感染幽门螺杆菌胃的上皮性肿瘤大多在肉眼观察下为低异型度的病变，所以要求更高水平的拍摄和读片。在详细检查中，主要是对病变的诊断（鉴别诊断），也起到治疗时的辅助作用。脱离 X 线在快速进展中，类推病变的立体结构、肉眼形态的想法使得内镜技术成为主流，但临床上的病变的捕捉方法和想法在 X 线筛查中也是同样，如果大家能在多角度考虑事物的基础上，饶有兴趣地进行读片的话那就太好了。

参考文献

[1]吉田諭史，數納有紀，杉野吉則，他．胃X線造影—胃がんX線検診における基準撮影法と読影の基準．胃と腸 54: 1203–1214, 2019.

[2]入口陽介，小田丈二，水谷勝，他．胃X線精密検査法（ゾンデ法）—撮影計画と進め方．胃と腸　胃と腸 54: 1228–1242, 2019.

[3]日本胃癌学会（編）．胃癌取扱い規約．第15版．金原出版，2017.

[4]青山大三．慢性胃炎のレ線診断．胃と腸 2: 1373–1382, 1967.

[5]細井董三，志賀俊明，西沢護．萎縮性胃炎のX線診断．臨消内科 2: 33–41, 1986.

[6]馬場保昌，中原慶太，森田秀祐，他．微小胃癌—X線的胃小区像からみた背景粘膜の質の診断．胃と腸 30: 1315–1324, 1995.

[7]中島滋美，山岡水容子，土井馨，他．*Helicobacter pylori*陽性と陰性の胃粘膜所見の特徴—胃X線所見．胃と腸 41: 1001–1008, 2006.

[8]中島滋美，伊藤高広，九嶋亮治，他．胃X線検査による*H. pylori*感染診断アトラス，第2版．関西消化管造影懇話会，2018.

[9]入口陽介，小田丈二，水谷勝，他．慢性胃炎のX線造影像の検討．胃と腸 51: 26–41, 2016.

[10]日本消化器がん検診学会，胃がん検診精度管理委員会，胃X線検診の読影基準に関する研究会（編）．胃X線検診のための読影判定区分アトラス．南江堂，2017.

[11]高柳聡，入口陽介，小田丈二，他．*Helicobacter pylori*陰性の胃底腺領域に発生した0-I型早期胃癌の1例．胃と腸 47: 1276–1283, 2012.

[12]中村恭一．胃癌の三角—病理学的にみた胃癌診断の考え方．胃と腸 28: 161–171, 1993.

[13]中村恭一．胃癌の構造，第3版．医学書院，2005.

[14]馬場保昌，杉山憲義，丸山雅一，他．陥凹性早期胃癌のX線所見と病理組織所見の比較．胃と腸 10: 37–49, 1975.

[15]馬場保昌，清水宏，武本憲重，他．胃癌組織型分類と

X線・内視鏡所見．胃と腸　26: 1109–1124, 1991.

[16]吉村大輔，吉村理江，加藤誠也，他．*H. pylori*未感染胃癌—現状と未来の課題．胃と腸 53: 658–670, 2018.

[17]瀧田麻衣子，大圃研，松橋信行．ヘリコバクター・ピロリ陰性胃癌の発生率とその特徴について．Gastroenterol Endosc 59（Suppl 1）: 880, 2017.

[18]Ozaki Y, Suto H, Nosaka T, et al. A case of *Helicobacter pylori*-negative intramucosal well-differentiated gastric adenocarcinoma with intestinal phenotype. Clin J Gastroenterol 8: 18–21, 2015.

[19]Kotani S, Miyaoka Y, Fujiwara A, et al. Intestinal-type gastric adenocarcinoma without *Helicobacter pylori* infection successfully treated with endoscopic submucosal dissection. Clin J Gastroenterol 9: 228–232, 2016.

[20]鶴田修，川合耕治，天野与捻，他．*Helicobacter pylori*未感染胃粘膜の前庭部に発生した腸型優位の形質を発現する高分化管状腺癌の1例．胃と腸 51: 949–958, 2016.

[21]澁川成弘，若松周司，大内祥平，他．*Helicobacter pylori*未感染の胃粘膜に生じた0-IIa＋IIc型分化型癌の1例．日消誌 114: 78–83, 2017.

[22]Yoshii S, Hayashi Y, Takehara T. *Helicobacter pylori* negative early gastric adenocarcinoma with complete intestinal mucus phenotype mimicking verrucous gastritis. Dig Endosc 29: 235–236, 2017.

[23]中内脩介，田中秀憲，高田良平，他．*Helicobacter pylori*未感染の胃前庭部に発生した腸型形質を有する高分化型管状腺癌の1例．Gastroenterol Endosc 60: 223–229, 2018.

[24]藤崎順子，山本智理子，堀内裕介，他．*Helicobacter pylori*陰性未分化型早期胃癌の特徴．胃と腸 49: 854–861, 2014.

[25]藤崎順子，堀内裕介，平澤俊明，他．*H. pylori*未感染未分化型胃癌の診断のこつ．Gastroenterol Endosc 58: 1001–1009, 2016.

[26]渡辺英伸，岩渕三哉，佐々木亮，他．切除胃病変の肉眼所見と組織所見との対比．胃と腸 23: 83–91, 1988.

[27]白壁彦夫．X線・内視鏡所見と切除標本所見との対比はなぜ必要か．胃と腸 23: 11–12, 1988.

[28]八尾恒良，溝口幹朗，岡田光男，他．早期胃癌における内視鏡所見と切除標本所見との対比．胃と腸 23: 55–66, 1988.

[29]細井董三，西沢護，岡田利邦，他．早期胃癌治療のための精密検査—浸潤範囲を読む．胃と腸 28: 73–86, 1993.

[30]入口陽介，小田丈二，水谷勝，他．早期胃癌の診断の基本—X線診断．胃と腸 53: 586–596, 2018.

[31]馬場保昌，吉田諭史．発見例100例にみる胃癌X線診断の究極．ベクトル・コア，2016.

[32]Ueyama H, Yao T, Nakashima Y, et al. Gastric adenocarcinoma of fundic gland type（chief cell predominant type）: proposal for a new entity of gastric adenocarcinoma. Am J Surg Pathol 34: 609–619, 2010.

[33]八尾隆史，上山浩也，九嶋亮治，他．新しいタイプの胃癌—胃底腺型胃癌: 臨床病理組織学的特徴と発育進展様式および悪性度．胃と腸 45: 1192–1202, 2010.

[34]入口陽介，小田丈二，水谷勝，他．胃X線検診で発見された*Helicobacter pylori*陰性噴門部進行胃癌の1例．胃と腸 49: 931–938, 2014.

[35]小田丈二，入口陽介，水谷勝，他．食道胃接合部腺癌のX線診断—早期癌形態を呈した病変の臨床病理学的特徴から．胃と腸 44: 1128–1143, 2009.

[36]福山知香，柴垣広太郎，三上博信，他．*Helicobacter pylori*未感染者の胃底腺粘膜に多発した低異型度胃型腺癌（腺窩上皮型）と腺窩上皮型過形成性ポリープの1例．胃と腸　54: 265-272, 2019.
[37]柴垣広太郎，三代剛，石村典久，他．*H. pylori*未感染胃粘膜に生じる胃癌の内視鏡診断—*H. pylori*未感染胃粘膜に生じるラズベリー様腺窩上皮型胃癌．消内視鏡 32: 97-105, 2020.

Summary

Points to Note for X-ray Interpretation in Consideration of Gastric Carcinoma/Adenoma without *Helicobacter pylori* Infection

Johji Oda[1], Yousuke Iriguchi,
Masaru Mizutani[2], Yasuhiro Tomino[1],
Tetsurou Yamazato[2], Nobukazu Yorimitsu[1],
Takayoshi Sonoda, Nana Ohshima,
Daisuke Kishi, Takayoshi Shimizu,
Makiko Hashimoto, Akiko Nakagawara,
Akihiko Yamamura[3], Touzou Hosoi[1]

The X-ray images of nine gastric carcinoma patients who developed the disease without a *H. pylori* (*Helicobacter pylori*) infection were used to evaluate points to which attention should be paid while interpreting X-ray images. The following four types of associations were reported between the site of onset and the histological type of epithelial neoplasia in the stomachs of such patients: （1）carcinoma of the gastric cardia or adenocarcinoma of the esophagogastric junction ; （2）differentiated adenocarcinoma with a gastric phenotype (low atypical grade) in the mucosa of the fundic gland region ; （3）signet ring cell carcinoma or poorly differentiated adenocarcinoma in the gastric fundic gland and pyloric gland border region ; and （4）well-differentiated adenocarcinoma of erosion-like phenotype in the gastric antrum. Therefore, while interpreting X-rays of patients without an *H. pylori* infection, it is pertinent to consider the aforementioned conditions.

[1]Department of Gastroenterology, Tokyo Metropolitan Cancer Detection Center, Tokyo.
[2]Department of Gastroenterology, Ebara Hospital, Tokyo.
[3]Department of Pathology, Tokyo Metropolitan Cancer Detection Center, Tokyo.

未感染幽门螺杆菌胃上皮性肿瘤的内镜特征
——胃底腺型胃癌

上山 浩也 [1]
松本 纮平
八尾 隆史 [2]
阿部 大树 [1]
冲 翔太朗
铃木 信之
池田 厚
谷田贝 昂
小森 宽之
赤泽 阳一
竹田 努
上田 久美子
松本 健史
浅冈 大介
北条 麻理子
永原 章仁

摘要●在本文中，就未感染幽门螺杆菌胃癌之一的胃底腺型胃癌（gastric adenocarcinoma of fundic-gland type），阐述包括NBI联合放大观察在内的内镜诊断体系。胃底腺型胃癌在组织病理学上被分为胃底腺型腺癌和胃底腺黏膜型腺癌，此次以在笔者所在医院被诊断为胃底腺型腺癌的55个病变为对象，就其内镜特征进行了研究。白光观察下的内镜特征与已有报道大致相同，有以下4种表现：①SMT样的隆起性病变（60.0%）；②褪色或白色的病变（76.4%）；③扩张的树枝状血管（58.2%）；④在背景黏膜无萎缩性变化（87.3%）。根据颜色和肉眼分型，被分为4种类型：①白色、隆起型（40.0%）；②白色、平坦/凹陷型（36.4%）；③发红、隆起型（20.0%）；④发红、平坦/凹陷型（3.6%），判明有多样性，通过组织病理学分析，发现了不同类型的特征。在根据幽门螺杆菌感染状况进行的比较中，发现根据感染状况的不同肉眼分型的发生率存在差异。在NBI联合放大观察中，不论肉眼形态如何，可以高概率观察到以下4种表现：①无清晰的DL（100%）；②腺窝开口部的开大（59.6%）；③窝间部的增大（90.4%）；④缺乏不规则性（irregularity）的微血管（80.8%），这与已有报道大致相同。根据以上介绍，对于胃底腺型腺癌的内镜诊断，有必要了解已报道的白光观察和NBI联合放大观察的特征。一般认为，基本上是在综合考虑幽门螺杆菌感染状况和颜色、肉眼分型的基础上，从内镜表现推测表层的肿瘤成分的有无、表层的非肿瘤性黏膜与上皮下的肿瘤之间的关系，这与胃底腺型腺癌的内镜诊断相关，也包括与胃底腺黏膜型腺癌之间的鉴别在内。

关键词 ■ **胃底腺型胃癌** **胃底腺型腺癌** **胃底腺黏膜型腺癌**
NBI 联合放大内镜

[1] 顺天堂大学医学部消化器内科　〒113-8421 東京都文京区本郷 2 丁目 1-1
　　E-mail : psyro@juntendo.ac.jp
[2] 顺天堂大学大学院医学研究科人体病理病態学

前言

胃底腺型胃癌（gastric adenocarcinoma of fundic-gland type）在《胃癌处理规则（第15版）》中作为特殊型之一以胃底腺型腺癌这一名称被记载，在《WHO分类（第5版）》中以"oxyntic gland adenoma" 和 "gastric adenocarcinoma of fundic-gland type" 这一名称被记载，是一种在国内外均受到关注的特殊的胃癌。关于胃底腺型胃癌的历史，Tsukamoto 等在 2007 年报道了 1 例显示向主细胞分化的胃癌，此后笔者等在 2010 年提出了以胃底腺型胃癌（主细胞优势型），即 gastric adenocarcinoma of fundic gland type（chief cell predominant type）这一名称作为新的概念。设想存在有主细胞优势型、壁细胞优势型、颈黏液细胞优势型以及混合型的差异，以上述名称报道的结果，在《WHO 分类（第 5 版）》中也记载着这一名称。胃底腺型胃癌在组织病理学上被分为胃底腺型腺癌和胃底腺黏膜型腺癌，关于临床病理学上的差异，也正在逐渐变得清晰。

已经明确胃底腺型胃癌具有临床病理学特征，被认为是幽门螺杆菌（*Helicobacter pylori*）未感染胃癌的一种。另外，关于胃底腺型胃癌的内镜特征，笔者等曾经分别报道了白光观察和窄带成像（narrow band imaging，NBI）联合放大观察的特征。但是，胃底腺型胃癌是罕见的肿瘤，一般认为目前还很难通过内镜诊断。因此，笔者认为构建包括胃底腺型胃癌的 NBI 联合放大观察在内的内镜诊断体系是今后的课题之一。

此次，为了阐明现阶段的胃底腺型胃癌，尤其是胃底腺型腺癌的内镜特征（包括有助于内镜诊断的 NBI 联合放大观察在内），在本文中进行了探讨。

定义和对象、方法

1. 胃底腺型胃癌的定义

胃底腺型胃癌被定义为显示向胃底腺分化的分化型腺癌，由类似于胃底腺细胞的细胞构成，在免疫组织化学染色中，pepsinogen Ⅰ（主细胞的标志物）或 H^+/K^+-ATPase（壁细胞的标志物）必须是阳性，为了确定诊断，除组织病理学诊断外，需要通过免疫组织化学染色确认前面提到的向胃底腺细胞的细胞分化。如果见

有在肿瘤整体的 10% 以上显示向胃底腺分化的分化型腺癌，基本上就可以诊断为胃底腺型胃癌。另外，胃底腺型胃癌在组织病理学上被分为胃底腺型腺癌和胃底腺黏膜型腺癌。在下面给出定义。

胃底腺型腺癌是仅显示出向胃底腺分化的低异型度的分化型腺癌，在免疫组织化学染色中 pepsinogen Ⅰ 和 / 或 H^+/K^+-ATPase 呈阳性，在绝大部分病例中 MUC6（颈部黏液细胞～主细胞的标志物）也呈阳性。胃底腺黏膜型腺癌是显示出向小凹上皮和胃底腺分化的胃底腺型腺癌的一种组织亚型，在免疫组织化学染色中，除 pepsinogen Ⅰ 和 / 或 H^+/K^+-ATPase 和 / 或 MUC6 阳性外，MUC5AC（小凹上皮细胞的标志物）也为阳性。

2. 对象和方法

以 2008 年 7 月—2019 年 12 月在笔者所在医院通过组织病理学检查被诊断为胃底腺型腺癌的 46 例 55 个病变为对象。对临床表现和包括免疫组织化学染色在内的组织病理学表现进行了分析，对 55 个病变的内镜影像进行了回顾性重新读片，进行了下面的研究。但是，在本研究中排除了胃底腺黏膜型腺癌。

1）白光观察下的内镜特征的研究（55 个病变）

除了对笔者过去报道的 4 种内镜特征进行重新研究外，还通过进行颜色和形态的分类（白色、隆起型，白色、平坦 / 凹陷型，发红、隆起型，发红、平坦 / 凹陷型）及幽门螺杆菌感染状况（未感染、现症感染、除菌后）的比较，研究了各自的特征。

2）NBI 联合放大观察下的内镜特征的研究（52 个病变）

采用 VS 分类系统（VS classification system）和早期胃癌的放大内镜诊断简化流程（magnifying endoscopy simple diagnostic algorithm for early gastric cancer，MESDA-G）进行诊断，并以过去报道的 4 种内镜表现为参考，对 NBI 联合放大观察方面的胃底腺型胃癌

表1 胃底腺型腺癌的临床病理学表现（46例55个病变）

性别（男性：女性，$n=46$）	27：19
平均年龄（范围）	67.7（46~87）岁
治疗（术式，ESD：EMR：外科切除）	47：7：1
肿瘤部位（U：M：L）	41：13：1
肉眼分型 [0-Ⅰ：0-Ⅱa（SMT样）：0-Ⅱb：0-Ⅱc：其他]	3：28：13：9：2
平均肿瘤直径（范围）	7.4（1.5~43）mm
浸润深度 [T1a（M）：T1b（SM）]	16：39
平均SM浸润距离（范围，$n=40$）	248.7（50~1400）μm
淋巴管侵袭阳性率	0（0/55）
静脉侵袭阳性率	0（0/55）
侧向断端阳性率	1.8%（1/55）
深部断端阳性率	0（0/55）
淋巴结转移阳性率（$n=1$）	0（0/1）
幽门螺杆菌感染（−：+：除菌后，$n=46$）	32：4：10
平均观察期间（范围，$n=43$）	1032.8（1~3448）日
转归	
生存（无复发/转移、原病死亡）	41例
因其他病死亡	2例

ESD：endoscopic submucosal dissection，内镜黏膜下剥离术；EMR：endoscopic mucosal resection，内镜下黏膜切除术；SMT：submucosal tumor，黏膜下肿瘤。

的特征进行了再次研究。另外，还通过进行颜色和形态的分类（白色、隆起型，白色、平坦/凹陷型，发红、隆起型，发红、平坦/凹陷型）及幽门螺杆菌感染状况（未感染、现症感染、除菌后）的比较，研究了各自的特征。

3. 内镜设备和观察方法

内镜设备使用 EVIS LUCERA SPECTRUM 或 EVIS LUCERA ELITE（均为 Olympus 公司生产），在内镜观察中，白光观察、NBI 联合放大观察均使用上消化道放大内镜 GIF-H260Z 和 GIF-H290Z（Olympus 公司生产）。但是，常规内镜像尽可能使用施行活检前的图像，以排除活检的影响。放大内镜像多为活检后的状态，确认活检部位后，选择与初次的图像相比表面结构变化较少的区域进行观察。

4. 观察条件

在放大观察时，在内镜探头的前端安装上放大观察用黑帽（MAJ-1989 for the GIF-H290Z，MAJ-1990 for the GIF-H260Z，Olympus 制造）后进行拍摄。结构增强功能在非放大观察时采用 mode B level 4 或 6（B4 或 B6），在放大观察时采用 mode B level 8（B8）。

5. 幽门螺杆菌感染诊断

在幽门螺杆菌感染的判定法中，采用血清幽门螺杆菌 IgG 抗体、尿素呼气试验、粪便幽门螺杆菌抗原检查、快速尿素酶试验、活检培养法、镜检法判定感染的有无；根据除菌史的有无，分为未感染幽门螺杆菌、幽门螺杆菌现症感染、幽门螺杆菌除菌后和无法判定。为了证明未感染幽门螺杆菌，定义为满足以下条件的病变：①幽门螺杆菌感染判定法 1 项以上为阴性；②在内镜观察中未见萎缩性变化；③组织病理学上未见活动性炎症和萎缩性胃炎；④无除菌史。

结果

1. 临床病理学特征

对被诊断为胃底腺型腺癌的 46 例 55 个病变的临床病理学表现进行了分析（表1）。在多发的 9 例中，发现 5 例为同时性多发（2 个病变）；4 例为异时性多发（2 个病变）。男女比例男性略多，平均年龄约为 67 岁。治疗方法是内镜黏膜下剥离术（endoscopic submucosal dissection，ESD）47 例，内镜下黏膜切除术（endoscopic mucosal resection，EMR）7 例，外科切除 1 例，以通过 ESD 切除的最多。病变多发生于胃上部~中部的胃底腺区，发生于胃下部（前庭部）的只有 1 个病变。肉眼形态为：黏膜下肿瘤（submucosal tumor，SMT）样的隆起性病变 28 个病变，0-Ⅰ型 3 个病变，0-Ⅱa+Ⅱc 型 1 个病变，隆起型的病例（合计 32 个病变）较多；而 0-Ⅱb 型 13 个病变，0-Ⅱc 型 9 个病变，0-Ⅱb+Ⅱa 型 1 个病变，平坦/凹陷型

表2 胃底腺型腺癌的免疫组织化学表现

细胞分化	
pepsinogen Ⅰ	100%（55/55）
H⁺/K⁺-ATPase（包括局部阳性）	90.9%（50/55）
MUC5AC	0（0/55）
MUC6	96.3%（53/55）
MUC2	0（0/54）
CD10	0（0/55）
chromogranin A	0（0/25）
黏液表型	
胃型（gastric phenotype）	96.3%（52/54）
胃肠混合型（gastrointestinal phenotype）	0（0/54）
肠型（intestinal phenotype）	0（0/54）
unclassified phenotype（不能分类型）	3.7%（2/54）
p53蛋白	0（0/37）
Ki-67（labeling index；average，%）	6%（1%~30%）

表3 胃底腺型腺癌的白光观察下的内镜特征

黏膜下肿瘤样的隆起性病变	60.0%（33/55）
褪色/白色	76.4%（42/55）
扩张的树枝状的血管	58.2%（32/55）
背景黏膜无萎缩性变化	87.3%（48/55）

的病例共计见有23个病变。肿瘤直径小，平均为7.4 mm，多数病例浸润于黏膜下层。脉管侵袭在全部病例均为阴性，1个病变为侧向断端阳性，但在内镜下被完全切除，没有追加外科切除，采取了随访观察的方案，未见复发/转移。施行外科切除的只有1例，未见淋巴结转移。在46例进行了幽门螺杆菌感染诊断，结果为未感染32例，现症感染4例，除菌后10例。治疗后的平均观察期约为1000天，无论有无追加外科切除，均未发现复发/转移及因原病死亡。

2. 组织病理学特征

胃底腺型腺癌的组织病理学表现为：肿瘤细胞的细胞质为略浅而透明的蓝灰色，以类似于嗜碱性主细胞的细胞为主体，部分类似于壁细胞、幽门腺细胞、潘氏细胞（Paneth cell）的细胞混在一起。肿瘤细胞的核在异型度小的情况下为小型圆形而略肿大的核，在极少一部分也存在有核小体清晰的细胞。这些肿瘤细胞构成腺管结构，并有不规则的分枝状结构和囊状扩张而增殖[病例1～4]。

在免疫组织化学染色中，胃蛋白酶原Ⅰ（pepsinogen Ⅰ）在全部病例均为阳性，MUC6和H⁺/K⁺-ATPase在多数病例也为阳性（表2）。由于H⁺/K⁺-ATPase呈散在性阳性，全部病例均被诊断为胃底腺型腺癌（主细胞优势型）。对54个病变分析了黏液表型，其中胃型52个病变，不能分类型2个病变。未见p53蛋白过表达，Ki-67标记率的平均值为6%，为低值。

3. 内镜特征

1）白光观察下的内镜特征（55个病变，**病例1～4**）

对过去报道的4种内镜特征再次进行了研究，观察到：①SMT样的隆起性病变（60.0%）；②褪色/白色病变（76.4%）；③扩张的树枝状血管（58.2%）；④背景黏膜无萎缩性变化（87.3%）（表3）。

通过颜色和肉眼分型被分为4种类型（表4）：①白色、隆起型（40.0%，**病例1**）；②白色、平坦/凹陷型（36.4%，**病例2**）；③发红、隆起型（20.0%，**病例3**）；④发红、平坦/凹陷型（3.6%，**病例4**）。在临床病理学表现方面，有发红病变的肿瘤直径大的印象，在发红、平坦/凹陷型的1个病变中发现了侧向断端阳性病例。在内镜表现中，白色、隆起型病变显示4种特征的比例最高；扩张的树枝状血管在白色、隆起型病变中最多，在发红、平坦/凹陷型的病变未被观察到。关于其他的内镜表现，没有发现有显著性差异的表现。

关于幽门螺杆菌感染状况，未感染幽门螺杆菌组为36个病变，幽门螺杆菌现症感染/除菌后组为18个病变（表5）。在临床病理学表现方面，幽门螺杆菌现症感染/除菌后组明显为高龄，显示出平坦/凹陷型较多的趋势。在

表4 根据病变颜色和形态分类的比较（n=55）

	白色、隆起型（n=22）	白色、平坦/凹陷型（n=20）	发红、隆起型（n=11）	发红、平坦/凹陷型（n=2）
性别（男性：女性）	13：9	11：9	7：4	2：0
平均年龄（范围）	70.2（46~81）岁	68.5（60~87）岁	62.7（51~80）岁	68.5（66~71）岁
治疗（术式，ESD：EMR：外科切除）	17：4：1	19：1：0	10：1：0	1：1：0
肿瘤部位（U：M：L）	16：6：0	12：7：1	11：0：0	0：2：0
肉眼分型[0-Ⅰ：0-Ⅱa（SMT样）：0-Ⅱb：0-Ⅱc：其他]	1：20：0：0：1	0：0：12：8：0	2：8：0：0：1	0：0：1：1：0
平均肿瘤直径（范围）	6.8（1.5~15）mm	5.8（2~13）mm	10.6（2~43）mm	13.5（8~19）mm
浸润深度[T1a（M）：T1b（SM）]	5：17	7：13	3：8	1：1
平均SM浸润距离（范围）	329.4（50~1400）μm	119.2（50~250）μm	268.8（50~800）μm	400μm
淋巴管侵袭阳性率	0（0/22）	0（0/20）	0（0/11）	0（0/2）
静脉侵袭阳性率	0（0/22）	0（0/20）	0（0/11）	0（0/2）
侧向断端阳性率	0（0/22）	0（0/20）	0（0/11）	50%（1/2）
深部断端阳性率	0（0/22）	0（0/20）	0（0/11）	0（0/2）
淋巴结转移阳性率	0（0/1）	NA	NA	NA
幽门螺杆菌感染（−：+：除菌后）	16：2：4	10：1：9	9：1：1	1：0：1
平均观察期（范围）	n=16 1049.6（2~3424）日	n=15 1010.8（1~3448）日	n=10 1221.4（160~3231）日	n=2 121（62~180）日
转归	n=16 其他病死亡1例，无现病死亡、复发/转移	n=15 其他病死亡1例，无现病死亡、复发/转移	n=10 全部生存 无现病死亡、复发/转移	n=2 全部生存 无现病死亡、复发/转移
白光观察下的内镜特征	n=22	n=20	n=11	n=2
黏膜下肿瘤样的隆起性病变	95.5%（21/22）	0（0/20）	81.8%（9/11）	0（0/2）
褪色/白色	100%（22/22）	100%（20/20）	0（0/11）	0（0/2）
扩张的树枝状血管	81.8%（18/22）	45%（9/20）	45.5%（5/11）	0（0/2）
背景黏膜无萎缩性变化	86.4%（19/22）	85%（17/20）	90.9%（10/11）	100%（2/2）
NBI联合放大观察下的内镜特征	n=19	n=20	n=11	n=2
无清晰的DL	100%（19/19）	100%（20/20）	100%（11/11）	100%（2/2）
腺开口部开大	84.2%（16/19）	50%（10/20）	36.4%（4/11）	50%（1/2）
凹间部开大	100%（19/19）	85%（17/20）	81.8%（9/11）	100%（2/2）
缺乏不规则性的微血管	78.9%（15/19）	90%（18/20）	81.8%（9/11）	100%（2/2）

DL：demarcation line，分界线；NA：not assessed，未评估。

内镜表现中，幽门螺杆菌现症感染/除菌后组在背景黏膜出现萎缩性变化的比例明显增高。关于其他的内镜表现，没有发现有显著性差异的表现。

2）NBI联合放大观察下的内镜特征（52个病变，**病例1~4**）

根据VS分类系统和MESDA-G，多数病变被诊断为：regular or absent MV（microvascular）pattern plus regular MS（microsurface）pattern without a demarcation line（规则的微血管结构

表5 根据幽门螺杆菌感染状况进行的比较（$n=54$）

	未感染幽门螺杆菌组 $n=36$	幽门螺杆菌现症感染/除菌后组 $n=18$
性别（男性：女性）	23：13	9：9
平均年龄（范围）*	65.3（46~80）岁	73.9（64~87）岁
治疗（术式，ESD：EMR：外科切除）	32：3：1	14：4：0
肿瘤部位（U：M：L）	29：7：0	11：6：1
肉眼分型		
0-Ⅰ：0-Ⅱa（SMT样）：0-Ⅱb：0-Ⅱc：其他	3：20：8：4：1	0：7：5：5：1
隆起型：平坦/凹陷型**	24：12	7：11
平均肿瘤直径（范围）	7.7（1.5~23）mm	7（3~43）mm
浸润深度［T1a（M）：T1b（SM）］	10：26	6：12
平均SM浸润距离（范围）	317.3（50~1400）μm	112.5（50~200）μm
淋巴管侵袭阳性率	0（0/36）	0（0/18）
静脉侵袭阳性率	0（0/36）	0（0/18）
侧向断端阳性率	2.8%（1/36）	0（0/18）
深部断端阳性率	0（0/36）	0（0/18）
淋巴结转移阳性率	0（0/1）	NA
幽门螺杆菌感染（－：＋：除菌后）	36：0：0	0：4：14
平均观察期（范围）	$n=28$ 1154.4（171~3448）日	$n=14$ 1010.8（1~3448）日
转归	$n=28$ 他病死1例， 无现病死亡、复发/转移	$n=14$ 他病死1例， 无现病死亡、复发/转移
白光观察下的内镜特征	$n=36$	$n=18$
黏膜下肿瘤样的隆起性病变	58.3%（21/36）	44.4%（8/18）
褪色/白色	72.2%（26/36）	83.3%（15/18）
扩张的树枝状血管	55.6%（20/36）	61.1%（11/18）
背景黏膜无萎缩性变化†	100%（36/36）	38.9%（7/18）
NBI联合放大观察下的内镜特征	$n=34$	$n=18$
无清晰的DL	100%（34/34）	100%（18/18）
腺开口部开大	64.7%（22/34）	50%（9/18）
凹间部开大	91.2%（31/34）	88.9%（16/18）
缺乏不规则性的微血管	82.4%（28/34）	77.8%（14/18）

*：年龄 $p<0.01$，**：肉眼分型（隆起型vs 平坦/凹陷型）$P=0.098$，†：背景黏膜无萎缩性变化 $P<0.01$.

表现或缺乏微血管结构表现，以及规则的表面微结构，无分界线），全部病变被诊断为非癌。

对过去报道的4种内镜特征再次进行了研究，高概率观察到：①无清晰的 DL（100%）；②腺窝开口部（cryptopening，CO）增大（59.6%）；③窝间部（interveningpart，IP）增大（90.4%）；④缺乏不规则性（irregularity）的微血管（80.8%）（**表6**）。

表6 胃底腺型腺癌的NBI联合放大观察下的内镜特征

无清晰的DL	100%（52/52）
腺窝开口部增大	59.6%（31/52）
窝间部增大	90.4%（47/52）
缺乏不规则性的微血管	80.8%（42/52）

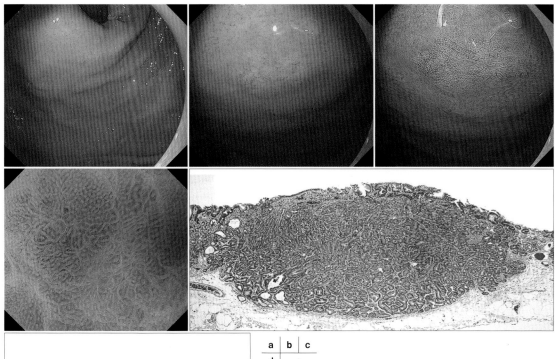

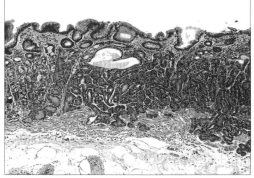

a	b	c
d	e	
f		

图1 ［病例1］白色、隆起型病变。

a,b 白光观察像。胃穹隆部～贲门部大弯，10 mm，白色，0-Ⅱa型（SMT样隆起性病变）。在背景黏膜未见萎缩性变化和肠上皮化生，边界不清，在表层见有树枝状的扩张血管。

c NBI像。表面微结构和树枝状的扩张血管变得清晰，但边界不清。

d NBI放大像（最大倍率）。未能辨识明显的DL，在隆起部分见有开大的CO，在其内侧见有弧状的MCE和开大的IP。在其内部见有缺乏不规则性的微血管。根据MESDA-G判断为：regular MV pattern plus regular MS pattern without a DL。

e HE染色像。肿瘤浸润于黏膜下层，最深处浸润至600μm。

f HE染色像（癌边界部）。表层被非肿瘤黏膜所覆盖，以黏膜中层～深层为中心见有类似于主细胞的肿瘤细胞的增生，呈不规则的分支结构和愈合。诊断为：U，0-Ⅱa型，9 mm，胃底腺型胃腺癌（gastric adenocarcinoma of fundic-gland type），pT1b/SM2（600μm），UL0，Ly0，V0，HM0，VM0。

〔转载自"上山浩也，他．早期胃癌の範囲診断—範囲診断困難例とその臨床的対応：胃型の腺癌．胃と腸 55：67-82，2020"的图1〕

在不同颜色和肉眼分型的比较中，在无清晰的 DL、IP 的增大、缺乏不规则性的微血管方面未见显著性差异，有 CO 的增大在白色、隆起型病变多见的印象。在白色、隆起型病变的典型病例，有很多未见清晰的 DL、在肿瘤边缘见有 CO 的开大、朝向中央见有 IP 的增大和在该 IP 内缺乏不规则性的微血管的病变。

在根据幽门螺杆菌感染状况的比较中，关于 NBI 联合放大观察，没有发现有显著性差异的表现。

病例

根据颜色和形态分类的代表性病例。

1. 白色、隆起型病变（图1）

[病例1] 50多岁，男性。幽门螺杆菌阴性（血清抗幽门螺杆菌抗体小于 3 U/mL，UBT 0.5‰以下），在前一医院已施行了病变部活检。

白光观察表现（图1a，b） 在胃穹隆部~贲门部大弯见有 10 mm 大、白色的 0-Ⅱa 型病变（SMT 样隆起性病变）。在背景黏膜未见萎缩性变化和肠上皮化生，边界不清；在表层见有扩张的树枝状血管。为呈现出上述的白光观察下 4 种内镜特征的典型病例。

NBI 观察表现（图1c，d） 在 NBI 非放大观察中，表面微结构和扩张的树枝状血管变得清晰，但边界不清。在边界区域的 NBI 联合放大观察中，未能辨识出明显的 DL。在隆起部分见有比周围的胃底腺胃黏膜上可看到的 CO 还要略开大的 CO；未能辨识微血管结构表现。在病变中央部见有弧状或线状的小凹边缘上皮（marginal crypt epithelium，MCE）和开大的 IP，在其内部见有缺乏不规则性（irregularity）的微血管。微血管结构表现由开放性袢状的 CO 构成，形状均一；表面微结构由弧状的 MCE 开大的 CO 构成，形状均一，分布对称，排列规则，因此根据 MESDA-G 判断为：regular MV pattern plus regular MS pattern without a DL。

组织病理学表现（图1e，f） 表层被非肿瘤黏膜所覆盖，以黏膜中层~深层为中心见有与主细胞类似的肿瘤细胞的增生，呈不规则的分支结构和融合，最深处浸润至 600 μm。核与周围的非肿瘤性胃底腺细胞相比轻度肿大。表面的非肿瘤性小凹上皮的厚度较薄，像是受到下方的肿瘤性隆起挤压的表现。最终病理诊断为：U，0-Ⅱa 型，9 mm，gastric adenocarcinoma of fundic-gland type，pT1b/SM2（600 μm），UL0，Ly0，V0，HM0，VM0。在免疫组织化学染色中，pepsinogen Ⅰ 和 MUC6

为弥漫性阳性，H^+/K^+-ATPase 极少部分为阳性，MUC5AC 为阴性，肠型标志物（MUC2：杯状细胞；CD10：小肠刷状缘）为阴性，被诊断为胃底腺型腺癌。未见 p53 蛋白过表达；Ki-67 标记率低，阳性细胞的分布不规则。

2. 白色、平坦/凹陷型病变（图2）

[病例2] 50多岁，男性。幽门螺杆菌阴性（血清抗幽门螺杆菌抗体小于 3 U/mL，UBT 0.1‰，幽门螺杆菌便中抗原阴性），在前一医院已施行了病变部活检。

白光观察表现（图2a，b） 在胃穹隆部~贲门部大弯前壁见有 14 mm 大、白色的 0-Ⅱc 型病变，在背景黏膜未见萎缩性变化和肠上皮化生，见有在前一医院进行周围活检的瘢痕。边界不清，见有扩张的树枝状血管。

NBI 观察表现（图2c，d） 在 NBI 低倍放大观察中，表面微结构和扩张的树枝状血管变得清晰，但边界不清。在边界区域的 NBI 联合放大观察中，未能辨识出明显的 DL。扩张的树枝状血管作为绿色的粗血管被辨识，见有 CO 和 IP 的增大，以及缺乏不规则性的微血管。微血管结构表现由闭合性袢状和开放性袢状的微血管构成，形状均一，分布对称，排列规则；表面微结构由弧状的 MCE 和开大的 CO 构成，形状均一，分布对称，排列规则，因此根据 MESDA-G 判断为：regular MV pattern plus regular MS pattern without a DL。

组织病理学表现（图2e，f） 表层被非肿瘤黏膜所覆盖，以黏膜中层~深层为中心见有与主细胞类似的肿瘤细胞的增生，呈不规则的分支结构和融合，最深处浸润至 700 μm。核与周围的非肿瘤性胃底腺细胞相比轻度肿大。表层的非肿瘤小凹上皮的厚度较薄，但无来自下方的肿瘤挤压的表现，肿瘤像是已置换成胃底腺细胞。最终病理诊断为：U，0-Ⅱc 型，14 mm，gastric adenocarcinoma of fundic-gland type，pT1b/SM2（700 μm），UL0，Ly0，V0，HM0，VM0。在免疫组织化学染色中，pepsinogen Ⅰ 和 MUC6 为弥漫性阳性，H^+/K^+-

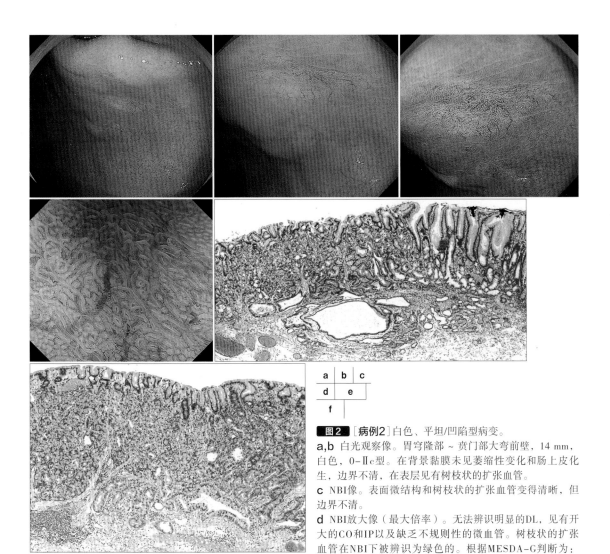

a	b	c
d	e	
f		

图2 [病例2]白色、平坦/凹陷型病变。

a,b 白光观察像。胃穹隆部~贲门部大弯前壁，14 mm，白色、0-Ⅱc型。在背景黏膜未见萎缩性变化和肠上皮化生，边界不清，在表层见有树枝状的扩张血管。

c NBI像。表面微结构和树枝状的扩张血管变得清晰，但边界不清。

d NBI放大像（最大倍率）。无法辨识明显的DL，见有开大的CO和IP以及缺乏不规则性的微血管。树枝状的扩张血管在NBI下被辨识为绿色的。根据MESDA-G判断为：regular MV pattern plus regular MS pattern without a DL。

e HE染色像。肿瘤浸润于黏膜下层，最深处浸润至700μm。

f HE染色像（癌边界部）。表层被非肿瘤黏膜所覆盖，以黏膜中层~深层为中心见有类似于主细胞的肿瘤细胞的增生，呈不规则的分支结构和融合，核与周围的非肿瘤性胃底腺细胞相比轻度肿大。诊断为：U，0-Ⅱc型，14 mm，gastric adenocarcinoma of fundic-gland type，pT1b/SM2（700μm），UL0，Ly0，V0，HM0，VM0。

ATPase 极少部分为阳性，MUC5AC 为阴性，肠型标志物（MUC2：杯状细胞；CD10：小肠刷状缘）为阴性，被诊断为胃底腺型腺癌。未见p53 蛋白过表达；Ki-67 标记率低，阳性细胞的分布不规则。

3. 发红、隆起型病变（图3）

[病例3] 50 多岁，女性。幽门螺杆菌阴性（血清抗幽门螺杆菌抗体小于 3 U/mL），在前一医院已施行了病变部活检。

白光观察表现（图 3a，b） 在贲门部大弯后壁见有 12 mm 大、明显发红（一部分为正常色）的 0-Ⅰ型病变，在背景黏膜未见萎缩性变化和肠上皮化生。虽然边界清晰，但未见扩张的树枝状血管。

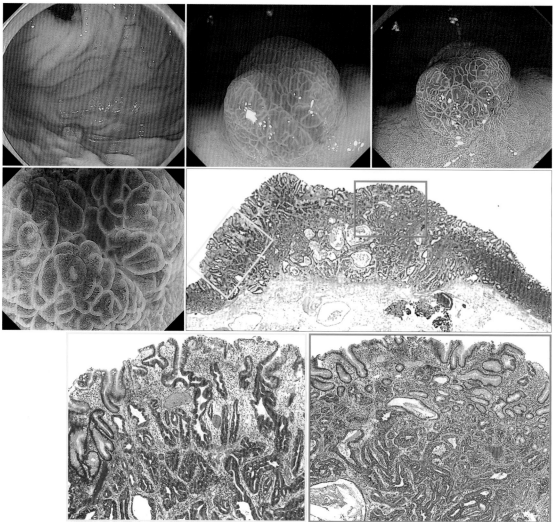

a	b	c
d	e	
	f	g

图3 [病例3]发红、隆起型病变。

a,b 白光观察像。贲门部大弯，12 mm，明显发红（一部分为正常色），0-I型。在背景黏膜未见萎缩性变化和肠上皮化生，边界清晰，但未见树枝状的扩张血管。

c NBI像。表面微结构变得清晰，显示稠密的结构（dense pattern），DL清晰。

d NBI放大像（最大倍率）。在被有一定厚度的弧状的MCE包绕的开大的IP上见有开放性袢状的缺乏不规则性的微血管。根据MESDA-G判断为：regular MV pattern plus regular MS pattern with a DL。

e HE染色像。以黏膜深层为中心发现与主细胞类似的肿瘤细胞的增生，浸润于黏膜下层，最深处浸润至200μm。呈不规则的分支结构和融合，在深部见有伴囊状扩张的肿瘤腺管。

f HE染色像（明显发红区域，**e**的黄框部）。虽然表层被非肿瘤黏膜所覆盖，但一直到最表层见有肿瘤细胞。

g HE染色像（正常色区域，**e**的绿框部）。表层被有一定厚度的非肿瘤性黏膜所覆盖。诊断为：U，0-I型，12 mm，gastric adenocarcinoma of fundic-gland type，pT1b/SM1（200μm），UL0，Ly0，V0，HM0，VM0。

〔转载自"上山浩也，他．胃底腺型胃癌の臨床的特徴—拡大内視鏡所見を中心に：胃底腺型胃癌のNBI併用拡大内視鏡診断．胃と腸 50：1533–1547, 2015"的图3〕

NBI 观察表现（图 3c，d） 在 NBI 低倍放大观察中，表面微结构变得清晰，呈致密的结构（dense pattern），DL 清晰。在边界部的 NBI 联合放大观察中，在被有一定厚度的弧状 MCE 所包绕的开大的 IP 中见有开放性祥状的缺乏不规则性的微血管。微血管结构表现由蜿蜒的开放性祥状的微血管构成，形状均一、分布对称、排列规则；表面微结构由弧状的 MCE 和开大的 CO 组成，形状均一，分布对称，排列规则，因此根据 MESDA-G 判断为：regular MV pattern plus regular MS pattern with a DL。

组织病理学表现（图 3e ~ g） 表层被非肿瘤黏膜所覆盖，以黏膜深层为中心见有与主细胞类似的肿瘤细胞的增生，呈不规则的分支结构和融合、囊状扩张，最深处浸润至 200 μm。核与周围的非肿瘤性胃底腺细胞相比轻度肿大。虽然明显发红区域的表层被非肿瘤黏膜所覆盖，但一直到最表层见有肿瘤细胞（**图 3f**）。正常色区域的表层被有一定厚度的非肿瘤性黏膜所覆盖（**图 3g**）。虽然表层的非肿瘤性小凹上皮的高度各不相同，但给人的印象是由于下方的肿瘤性隆起而整体上被抬高了。

最终病理诊断为：U，0-Ⅰ型，12 mm，gastric adenocarcinoma of fundic-gland type，pT1b/SM1（200 μm），UL0，Ly0，V0，HM0，VM0。在免疫组织化学染色中，pepsinogen Ⅰ 和 MUC6 弥漫性呈阳性，H^+/K^+-ATPase 极少部分呈阳性，MUC5AC 呈阴性，肠型标志物（MUC2：杯状细胞；CD10：小肠刷状缘）呈阴性，被诊断为胃底腺型腺癌。未见 p53 蛋白过表达；Ki-67 标记率为 10% ~ 20%，阳性细胞的分布不规则。

4. 发红、平坦/凹陷型病变（图4）

［病例 4］ 70 多岁，男性。幽门螺杆菌阴性（UBT 1.0‰），在前一医院已施行了病变部活检。

白光观察表现（图 4a） 在胃体上部大弯后壁见有 18 mm 大、浅红色（一部分为正常色）的 0-Ⅱc 型病变，在背景黏膜未见萎缩性变化和肠上皮化生。边界不清，未见扩张的树枝状血管。

NBI 观察表现（图 4b ~ d） 在 NBI 非放大观察中，表面微结构变得清晰，但 DL 不清。在边界区域的 NBI 联合放大观察中，见有 DL 的部位和未见 DL 的区域混杂在一起，表面微结构方面见有增大的 CO 和 IP；见有形状不均一的微血管和缺乏不规则性的微血管两种微血管。微血管结构表现由蜿蜒的开放性祥状的微血管构成，形状不均一，分布不对称，排列不规则；表面微结构由弧状的 MCE 和开大的 CO 组成，形状较不均一，分布不对称，排列不规则，因此根据 MESDA-G 判断为：irregular MV pattern plus irregular MS pattern without a DL。

组织病理学表现（图 4e ~ g） 肿瘤边缘部黏膜沿着固有层深部向侧向进展，在中央部浸润至黏膜下层。以黏膜深层为中心见有类似于颈部黏液细胞 ~ 主细胞的肿瘤细胞的增生，并见有伴有不规则的分支结构和融合以及囊状扩张的肿瘤腺管，最深处浸润至 400 μm。核与周围的非肿瘤性胃底腺细胞相比轻度肿大。表层被伴有炎性细胞浸润和血管增生的非肿瘤黏膜所覆盖。由于胃底腺细胞被肿瘤腺管所取代，表层的非肿瘤上皮的厚度变薄，病变的腺管整体的高度变矮。最终病理诊断为：U，0-Ⅱc 型，19 mm，gastric adenocarcinoma of fundic-gland type，pT1b/SM1（400 μm），UL0，Ly0，V0，HM1，VM0。在免疫组织化学染色中，pepsinogen Ⅰ 和 MUC6 为弥漫性阳性，H^+/K^+-ATPase 极少部分为阳性，MUC5AC 为阴性，肠型标志物（MUC2：杯状细胞，CD10：小肠刷状缘）为阴性，被诊断为胃底腺型腺癌。未见 p53 蛋白过表达；Ki-67 标记率为 2%，阳性细胞的分布不规则。虽然在定义上为胃底腺型腺癌，但由于伴有向颈部黏液腺的分化，被判断为非典型病例。

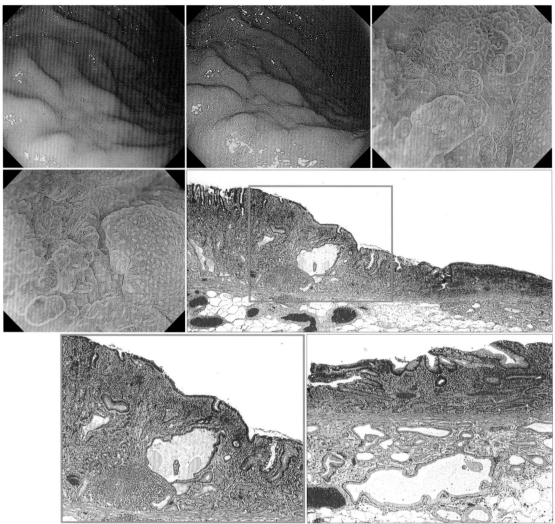

a	b	c
d	e	
		f	g

图4 [病例4]发红、平坦/凹陷型病变。

a 白光观察像。胃体上部大弯后壁，18 mm，浅红色（一部分为正常色），0-Ⅱc型。在背景黏膜未见萎缩性变化和肠上皮化生，边界不清，在表层未见树枝状的扩张血管。

b NBI像。表面微结构变得清晰，但边界不清。

c,d NBI放大像（最大倍率）。无法辨识明显的DL，表面微结构为形状不均一的MS pattern，见有开大的CO和IP；微血管结构像见有形状不均一的MV和缺乏不规则性的微血管。根据MESDA-G判断为：irregular MV pattern plus irregular MS pattern without a DL。

e HE染色像（癌边界部）。肿瘤沿着黏膜固有层深部向侧向进展，并浸润至黏膜下层。表层被伴有炎性细胞浸润和血管增生的非肿瘤黏膜所覆盖，认为正常胃底腺通过被肿瘤取代而形成了高度差。

f HE染色像（e的绿框部）。表层被伴有炎性细胞浸润和血管增生的非肿瘤黏膜所覆盖，以黏膜深层为中心见有类似于颈部黏液细胞～主细胞的肿瘤细胞的增生。肿瘤腺管呈不规则的分支结构和融合，并见有伴有囊状扩张的肿瘤腺管。

g 最深处一直浸润至400μm。诊断为：U，0-Ⅱc型，19 mm, gastric adenocarcinoma of fundic-gland type, pT1b/SM1（400μm），UL0, Ly0, V0, HM1, VM0。

讨论

1. 临床特征

胃底腺型腺癌的临床特征与已有报道的结果基本相同。在笔者所在医院 2009 年 4 月—2019 年 7 月施行内镜治疗的 925 个早期胃癌病变中，胃底腺腺癌有 57 个病变，占 6.2%。另外，在不同研究机构之间存在若干差异，一般为 0 ~ 1%，属于罕见的胃肿瘤。胃底腺型腺癌 46 例 55 个病变的临床病理学特征如**表 1** 所示。由于 9 例是多发病变，见有同时性和异时性癌变，因此认为有必要在适当的期间进行筛查。在笔者所在医院，即使是未感染幽门螺杆菌，也让有胃底腺型腺癌既往史的患者每年施行 1 次上消化道内镜检查（esophagogastroduodenoscopy, EGD）。男女比例在男性略高，平均年龄约 67.7 岁。

对于胃底腺型腺癌的治疗，多数病例以诊断性治疗为目的选择内镜治疗（EMR/ESD）。考虑到胃穹隆部和胃体中上部大弯的病变通过内镜治疗的难度大，在笔者所在医院设法积极使用 traction devise（带线回形针，S-O clip），以使得能够安全地切除。Kato 等还报道了采用非暴露性腹腔镜 – 内镜联合肿瘤切除术（combination of laparoscopic and endoscopic approaches to neoplasia with non-exposure technique, CLEAN-NET）治疗胃底腺型胃癌 1 例，今后这种微创治疗也有可能成为胃底腺型胃癌的治疗方针之一。

胃底腺型胃癌的发生部位多为胃上部 ~ 中部的胃底腺区，肉眼形态虽然以白色的 SMT 样隆起性病变为典型，但变化丰富。典型病例可通过内镜诊断，但为了确定诊断需要通过活检进行病理诊断。胃底腺型腺癌虽然肿瘤径小，但有容易浸润至 SM 的趋势，给人一种发育进展速度缓慢的印象。脉管侵袭和淋巴结转移 1 例也没有见到，一般认为是低恶性度的肿瘤。

关于胃底腺型胃癌的预后，在笔者所在医院所经治的病例中，不仅是在内镜治疗后被判定为治愈切除的病例，即使是在被判定为非治愈切除的病例，无论是否追加外科手术，目前均未见复发 / 转移。由于未见有复发 / 转移和原病死亡，有可能与普通型胃癌相比预后较好。今后，有必要根据胃底腺型胃癌的自然史，确立包括内镜治疗适应证和追加外科切除的标准等在内的治疗方案，分析包括预后在内的恶性度。

关于幽门螺杆菌感染，虽然在不同研究机构之间存在差异，但在多数病例关于幽门螺杆菌感染的检查为阴性，在笔者所在医院所经治的病例中也有约七成的病例被判断为未感染幽门螺杆菌胃癌。但是，由于也散见有幽门螺杆菌阳性的病例和除菌后的病例，因此需要注意。

2. 组织病理学特征

胃底腺型腺癌是由类似于胃底腺，尤其是类似于主细胞的肿瘤细胞（细胞质略呈淡蓝色、嗜碱性）构成，有时还含有类似于黏液腺 / 幽门腺细胞、壁细胞、Paneth 细胞的肿瘤细胞。核基本上是小型圆形的核，比正常胃底腺细胞的核略大，核浆比（nuclear/cytoplasm, N/C）小。根据病例的不同，也有核的假多层化和核小体清晰的病例。这样的肿瘤细胞在构成腺管和腺泡结构的同时增殖，多伴有腺管的囊肿状扩张和不规则的分枝结构（**图 1~图 4**）。肿瘤细胞基本上发生于黏膜深层，在边缘部以黏膜深层为主体发育，在中央部多呈边向黏膜下层浸润边全层性发育的上皮下肿瘤样形态。

在国外，由于黏膜内病变不被诊断为癌，因此被命名为泌酸腺腺瘤（oxyntic gland adenoma），只有 SM 癌被作为胃底腺型腺癌（gastric adenocarcinoma of fundic-gland type）处理。由于在日本国内黏膜内病变和 SM 癌都被诊断为胃底腺型腺癌，因此在国内外有必要注意专业术语的使用。在免疫组织化学上，胃底腺型腺癌呈胃型表型，pepsinogen I 和 MUC6 大致同样弥漫性呈阳性，H^+/K^+-ATPase 多散在性呈阳性，多被判定为主细胞优势型。p53 蛋白过表达很罕见；Ki-67 标记率低（10% 以下），而阳性细胞的分布不规则是其特征。

包括胃底腺型腺癌和胃底腺黏膜型腺癌的免疫组织化学染色在内的组织病理学的定义在前面已讲过，胃底腺型腺癌是呈只向胃底腺一个方向分化的纯粹的类型；而胃底腺黏膜型腺癌是呈向小凹上皮和胃底腺等多个方向分化的多分化能类型，变异较多。胃底腺黏膜型腺癌除了向小凹上皮和胃底腺分化外，也有时呈向颈黏液腺、幽门腺等各种分化，甚至还有时去分化以后伴有普通型的小凹上皮型的分化型癌、未分化型癌。在笔者所在医院，为了使胃底腺型腺癌和胃底腺黏膜型腺癌的分类的定义简单易懂，通过利用免疫组织化学染色的胃底腺和小凹上皮的两种细胞分化分类，但由于胃底腺黏膜型腺癌有很多变异，在组织病理学上如何处理因病理医生而不同，因此今后组织病理学分类的统一化是一个课题。此次展示的发红、平坦/凹陷型的病例 [病例4] 虽然根据免疫组织化学染色的定义被诊断为胃底腺型腺癌，但也显示出向颈部黏液腺的分化，前面也提到有可能与纯粹的胃底腺型腺癌不同。另外，近年来，比起典型的胃底腺型腺癌，也散见有异型度更低的类型，虽然被诊断为胃底腺型腺癌，但因病理医生的不同，也有时把典型的胃底腺型腺癌诊断为"胃底腺型腺瘤"，胃底腺型腺癌的病理诊断标准的统一化也是今后的课题。

3．内镜特征

1）白光观察

笔者等报道了作为胃底腺型胃癌的白光观察下的内镜特征有下述的4种表现。此次重新研究的结果（**表3**），可以观察到① SMT 样的隆起性病变（60.0%）；②褪色/白色病变（76.4%）；③扩张的树枝状血管（58.2%）；④在背景黏膜无萎缩性变化（87.3%），与以前的报道几乎没有变化，认为①～④作为胃底腺型腺癌的特征是有用的。在典型的病例中，多伴有这全部4种表现，一般认为这些表现是根据肿瘤的发生部位和发育进展形式而形成

的。①～③的表现是由于在非肿瘤黏膜覆盖情况下沿着表层增殖这一发育进展形式而形成的表现。表现④一般被认为是发生于未感染幽门螺杆菌的胃底腺黏膜，即便是在幽门螺杆菌现症感染和除菌后的病例，病变周围没有发生萎缩的病例也比较多。此次研究由于将胃底腺黏膜型腺癌排除在外了，关于胃底腺黏膜型腺癌的本研究的有用性虽然不明，但由于小凹上皮型的肿瘤成分露出于表层的可能性大，很大的可能是这4种表现作为特征没有用。也就是说，推测这4种表现不是作为全部胃底腺型胃癌的内镜特征，而是作为胃底腺型腺癌的内镜特征有用。

根据颜色和肉眼分型被分为4种类型（**表4**）：①白色、隆起型（40.0%，**图1**）；②白色、平坦/凹陷型（36.4%，**图2**）；③发红、隆起型（20.0%，**图3**）；④发红、平坦/凹陷型（3.6%，**图4**）。颜色为白色的病变多，发红、平坦/凹陷型很少见。发红、平坦/凹陷型的颜色与其说是明显的发红，不如说是淡淡的发红的病变，在笔者所在医院所经治明显的发红、平坦/凹陷型病变多为胃底腺黏膜型腺癌的病例。在各种类型尽管未能发现临床病理学特征，原因不明，但发红的病变给人以肿瘤直径大的印象，需要进一步收集病例进行评估。扩张的树枝状血管多在白色、隆起型病变被观察到，一般认为是由于肿瘤增大引起的向上性挤压导致表层的非肿瘤性上皮内的集合细静脉扩张。但是，由于这种表现在白色、平坦/凹陷型病变也可以观察到，因此认为不仅是挤压，由黏膜深部存在的肿瘤引起的血流障碍也同样可能导致集合细静脉扩张。

在不同的幽门螺杆菌感染状况，如前所述，幽门螺杆菌现症感染/除菌后组明显更加高龄，显示出平坦、凹陷型病变多的趋势，在背景黏膜见有萎缩性变化的比例明显增加。Ishibashi 等报道，分析了幽门螺杆菌感染的有无和背景黏膜的高度差以及表层的非肿瘤黏膜的厚度，虽然病例数较少，但幽门螺杆菌感染有可能影

响表层的非肿瘤黏膜的厚度。在此次的研究中，幽门螺杆菌现症感染/除菌后组的平坦型和凹陷型病变更多，但未能发现组织病理学上的原因。

背景黏膜的高度差和非肿瘤黏膜的厚度因病例不同而是各种各样，给人以肉眼分型依赖于肿瘤本身的发育进展形式的可能性更高的印象，笔者认为，今后需要进一步分析由幽门螺杆菌感染所引起的对胃底腺型胃癌肉眼形态的影响。

在白光观察下的鉴别诊断，可以列举出：白色、隆起型病变可能是胃SMT［胃肠道间质瘤（gastrointestinal stromal tumor，GIST）和平滑肌瘤等］、神经内分泌瘤（neuroendocrine tumor，NET）、胃底腺息肉等；白色、平坦/凹陷型病变可能是局限性黏膜萎缩（focal atrophy）、褪色、凹陷型的黏膜相关淋巴样组织（mucosa-associated lymphoid tissue，MALT）淋巴瘤、未分化型胃癌、结节病等；发红、隆起型病变可能是增生性息肉、树莓样胃型的小凹上皮型腺癌等；发红、平坦/凹陷型病变可能是分化型胃癌、斑状发红等。一般认为，根据病变的硬度、颜色的深浅、表面结构的不规则性、扩张血管的分布、边界等表现基本上可以鉴别。虽然在实际临床上也有难以正确鉴别的病变，但由于确定诊断是活检诊断，所以临床上很少有问题。另外，中川等还报道了黑点、黑褐色的色素沉着和胃底腺型胃癌的相关性，但仍有很多尚未阐明的地方，期待今后的进一步研究。

2）NBI联合放大观察

由于胃底腺型腺癌的表层基本上被非肿瘤黏膜所覆盖，所以根据VS分类系统和MESDA-G被判定为regular or absent MV pattern plus regular MS pattern without a DL，被诊断为非癌。笔者等报道的再次研究NBI联合放大观察的内镜特征的结果（**表6**），可以观察到：①无清晰的DL（100%）；②CO的开大（59.6%）；③IP的增大（90.4%）；④缺乏不规则性的微血管（80.8%）。这些结果与过去的报道几乎没有变化，认为这些表现作为胃底腺型腺癌的特征是有用的。表现：①是通过表层被非肿瘤黏膜所覆盖的情况下增殖这一发育进展形式所形成的表现。表现②、③是肿瘤以某种形式影响非肿瘤黏膜而形成的表现。从表现②、③来看，一般认为，在胃底腺黏膜中胃底腺区被置换成肿瘤的情况下，如果位于表层的原有的小凹上皮的结构被保持的话，出现②的表现；如果表层的结构在再生时发生了变化，则出现③的表现。表现②显示血管内上皮模式，表现③是显示上皮内血管模式的非肿瘤性黏膜。在笔者所在医院所经治的病例中，也有通过活检从②向③变化的病例，为了正确分析胃底腺型胃癌的内镜特征，有必要观察活检前的内镜表现或离开活检部位的无变化的区域。表现④是与周围的胃底腺黏膜明显不同的微血管结构表现（MV pattern），但因为基本上从形状、分布、排列来看很难判断为在普通型分化型腺癌可以观察到的不规则的微血管结构表现（irregular MV pattern），因此表现为缺乏不规则性（irregularity）的微血管。另外，有时还会观察到缺乏不规则性的微血管血流流入集合细静脉的现象，也可以认为保持了原有的血管结构。

由于本次的研究把胃底腺黏膜型腺癌排除在外了，因此在本研究中得到的①～④表现对于胃底腺黏膜型腺癌的有用性尚不明确，但由于小凹上皮型的肿瘤成分露出于表层的可能性很大，因此这4种表现很有可能对胃底腺黏膜型腺癌没用。在过去对本院所经治病例的研究中，由于胃底腺黏膜型腺癌基本上是表层低异型度的小凹上皮型的分化型腺癌，因此可以辨识DL的情况比较多，与胃底腺型腺癌相比，有很大可能MV/MS的不规则性略高，不是呈圆形的，而是呈沟状的CO的形态（上皮内血管模式），见有IP的开大。目前，虽然DL和CO开大的有无对胃底腺型腺癌和胃底腺黏膜型腺癌的鉴别有用，但由于病例数较少，在今后的研究中有可能会发生变化。在白色、隆起型病变，在边界区多呈现圆形、椭圆形开大的 CO，其内部由开大的 IP 和弧状 / 多边形的 MCE 构成；在增大的 IP 内多见有无规则的微血管。在白色、平坦 / 凹陷型病变，给人的印象是 MS 不能可视化的病例多，或在由弧状 / 多边形的 MCE 构成的区域见有缺乏不规则性的微血管的病例多，显示 CO 的病例比较少。在发红、隆起型病变，多不显示 CO 而显示上皮内血管模式，因为在 IP 见有高密度的缺乏不规则性的微血管，作为发红被辨识，由比较厚的弧状 / 多边形的大小不同的 MCE 构成。在发红、平坦 / 凹陷型病变，虽然认为由弧状 / 多边形的大小不同的 MCE 构成，在其开大的 IP 见有缺乏不规则性的微血管，但由于病例数较少，难以确定。在颜色和肉眼分型的比较中，NBI 联合放大观察的 4 种表现没有显著性差异，但是为了正确的放大内镜诊断，有必要事先理解上述不同类型的特征。另外，幽门螺杆菌感染对在胃底腺型腺癌的 NBI 联合放大观察中的内镜表现有何影响在此次研究中没有被阐明。

4. 发现病变的要点

作为筛查时需注意的要点，在掌握上述颜色和肉眼分型的各类型特征的基础上，准确判断幽门螺杆菌感染状况，评估胃底腺型腺癌的可能性，不漏掉怀疑为胃底腺型腺癌的表现，这是发现病变的要点。首先，重要的是发现发生于未感染幽门螺杆菌胃的典型的白色、隆起型的胃底腺型腺癌。根据前面的阐述，为了胃底腺型腺癌的内镜诊断，有必要理解前面提到的白光观察和 NBI 联合放大观察的特征，但笔者认为，基本上从内镜表现推测表层的小凹上皮型癌成分的有无、表层的非肿瘤性上皮和上皮下的肿瘤之间的关系，这相关于包括与胃底腺黏膜型腺癌之间的鉴别在内的胃底腺型腺癌的内镜诊断。

结语

本文关于胃底腺型腺癌的内镜特征的研究结果，再次确认了笔者过去报道的内镜特征的

有用性。但是，胃底腺型腺癌在组织学上是呈仅向胃底腺这一个方向分化的纯粹的类型，虽然推测内镜表现也是一样的，但已经判明实际上内镜表现有多样性。在实际临床上，由于胃底腺型腺癌与胃底腺黏膜型腺癌之间的鉴别也很重要，今后有必要以组织病理学分类为基础构建胃底腺型胃癌整体的内镜诊断体系。另外，进一步收集胃底腺型胃癌病例、制定对临床有用的组织病理学分类、包括预后在内的恶性度的分析和临床处理方法的构建、通过全面的基因分析阐明胃底腺型胃癌的本质，这些都是今后的课题。

参考文献

[1]日本胃癌学会（編）. 胃癌取扱い規約，第15版. 金原出版，2017.
[2]The WHO Classification of Tumours Editorial Board（eds）. WHO Classification of Tumours, Digestive System Tumours, 5th ed. IARC press, Lyon, 2019.
[3]Tsukamoto T, Yokoi T, Maruta S, et al. Gastric adenocarcinoma with chief cell differentiation. Pathol Int 57: 517–522, 2007.
[4]Ueyama H, Yao T, Nakashima Y, et al. Gastric adenocarcinoma of fundic gland type（chief cell predominant type）proposal for a new entity of gastric adenocarcinoma. Am J Surg Pathol 34: 609–619, 2010.
[5]八尾隆史，上山浩也，九嶋亮治，他. 新しいタイプの胃癌—胃底腺型胃癌：臨床病理学的な特徴と発育進展様式および悪性度. 胃と腸 45: 1192–1202, 2010.
[6]田邉寛，岩下明德，池田圭祐，他. 胃底腺型胃癌の病理組織学的な特徴. 胃と腸 50: 1469–1479, 2015.
[7]上山浩也，八尾隆史，永原章仁. 特殊な組織型を呈する早期胃癌—胃底腺型胃癌. 胃と腸 53: 753–767, 2018.
[8]Ueyama H, Matsumoto K, Nagahara A, et al. Gastric adenocarcinoma of the fundic gland type（chief gland predominant type）. Endoscopy 46: 153–157, 2014.
[9]上山浩也，松本健史，永原章仁，他. 手技の解説—胃底腺型胃癌の診断のコツ. Gastroenterol Endosc 58: 1169–1177, 2016.
[10]上山浩也，八尾隆史. 消化器癌の拡大内視鏡診断—胃底腺型胃癌の拡大観察診断. 臨消内科 32: 1701–1711, 2017.
[11]上山浩也，八尾隆史，松本健史，他. 胃底腺型胃癌の臨床的な特徴—拡大内視鏡所見を中心に—胃底腺型胃癌のNBI併用拡大内視鏡診断. 胃と腸 50: 1533–1547, 2015.
[12]上山浩也，八尾隆史，渡辺純夫. 胃炎と鑑別困難な胃癌—胃底腺型胃癌（内視鏡と病理）. 拡大内視鏡研究会（編）. 拡大内視鏡. 日本メディカルセンター，pp 73–79, 2014.
[13]Yao K, Anagnostopoulos GK, Ragunath K. Magnifying endoscopy for diagnosing and delineating early gastric cancer. Endoscopy 41: 462–467, 2009.
[14]Muto M, Yao K, Kaise M, et al. Magnifying endoscopy simple

diagnostic algorithm for early gastric cancer（MESDA-G）. Dig Endosc 28: 379-393, 2016.

[15]上山浩也，松本紘平，池田厚，他．ピロリ陰性（未感染）胃癌の現状について．日ヘリコバクター会誌 20: 103-111, 2019.

[16]上山浩也，八尾隆史，谷田貝昴，他．早期胃癌の範囲診断―範囲診断困難例とその臨床的対応: 胃型の腺癌．胃と腸 55: 67-82, 2020.

[17]上山浩也，八尾隆史，松本健史，他．胃底腺型胃癌の臨床的特徴―拡大内視鏡所見を中心に―胃底腺型胃癌のNBI併用拡大内視鏡診断．胃と腸 50: 1533-1547, 2015.

[18]Kato M, Uraoka T, Isobe Y, et al. A case of gastric adenocarcinoma of fundic gland type resected by combination of laparoscopic and endoscopic approaches to neoplasia with non-exposure technique（CLEAN-NET）. Clin J Gastroenterol 8: 393-399, 2015.

[19]Ueo T, Yonemasu H, Ishida T. Gastric adenocarcinoma of fundic gland type with unusual behavior. Dig Endosc 26: 293-294, 2014.

[20]Okumura Y, Takamatsu M, Ohashi M, et al. Gastric adenocarcinoma of fundic gland type with aggressive transformation and lymph node metastasis: a case report. J Gastric Cancer 18: 409-416, 2018.

[21]Kai K, Satake M, Tokunaga O, et al: Gastric adenocarcinoma of fundic gland type with signet-ring cell carcinoma component: A case report and review of the literature. World J Gastroenterol 24: 2915-2920, 2018.

[22]Ishibashi F, Fukushima K, Ito T, et al. Influence of *Helicobacter pylori* infection on endoscopic findings of gastric adenocarcinoma of the fundic gland type. J Gastric Cancer 19: 225-233, 2019.

[23]中川昌浩，安部真，高田晋一，他．胃底腺型胃癌の臨床的特徴―内視鏡所見を中心に．胃と腸 50: 1521-1531, 2015.

Summary

Endoscopic Features of Gastric Adenocarcinoma of Fundic-gland Type

Hiroya Ueyama[1], Kohei Matsumoto,
Takashi Yao[2], Daiki Abe[1],
Shotaro Oki, Nobuyuki Suzuki,
Atsushi Ikeda, Noboru Yatagai,
Hiroyuki Komori, Yoichi Akazawa,
Tsutomu Takeda, Kumiko Ueda,
Kenshi Matsumoto, Daisuke Asaoka,
Mariko Hojo, Akihito Nagahara

GAFG（gastric adenocarcinoma of fundic-gland type）is a newly-recognized, special type of cancer in the Japanese classification of gastric carcinoma, 15th Edition, 2017. GAFG was also listed as a new gastric neoplasia in the WHO Classification of Tumours, 2019. GAFG is an uncommon variant of gastric adenocarcinoma with distinct clinicopathological and immunohistochemical features and which is not associated with *H. pylori* infection. The aim of this study was to evaluate endoscopic features of GAFG from 55 lesions. The most frequently observed features when using WLI（white light imaging）were submucosal tumor shape（60.0%）, whitish color（76.4%）, dilated vessels with branch architecture（58.2%）and background mucosa without atrophic change（87.3%）. Macroscopically, GAFG cases were classified into 4 types, as follows: a. whitish protruded type（40.0%）, b. whitish flat/depressed type（36.4%）, c. reddish protruded type（20.0%）, d. reddish flat/depressed type（3.6%）. The most frequently observed features when using ME-NBI（magnifying endoscopy with narrow band imaging）were indistinct demarcation between lesion and surrounding mucosa（100%）, dilatation of crypt opening（59.6%）, dilatation of intervening part between crypts（90.4%）and blood microvessels without distinct irregularity（80.8%）. Recognition of *H. pylori* infection state and macroscopic type, clarification of tumor exposure on tissue surface and the relationship between surface mucosa and the tumor located beneath the surface mucosa are all necessary for accurate endoscopic diagnosis of GAFG.

[1]Department of Gastroenterology, Juntendo University, School of Medicine, Tokyo.

[2]Department of Human Pathology, Juntendo University, School of Medicine, Tokyo.

未感染幽门螺杆菌胃上皮性肿瘤的内镜特征

——关于以未感染幽门螺杆菌胃为背景发生的胃底腺黏膜型胃癌的内镜表现的特征和临床病理学特征的研究

今村 健太郎 [1]

八尾 建史

田边 宽 [2]

二村 聪

金光 高雄 [1]

宫冈 正喜

大津 健圣

植木 敏晴 [3]

金城 健 [2]

太田 敦子

原冈 诚司

岩下 明德 [2, 4]

摘要●目的和方法：2007年9月—2019年12月，在福冈大学筑紫医院被施行内镜切除及外科切除的胃癌全部病例中，筛选出通过组织病理学检查被诊断为胃底腺黏膜型胃癌或胃底腺型胃癌，进一步被诊断为未感染幽门螺杆菌胃，并且能够研究术前的内镜表现，分析这些病变的临床病理学特征和内镜特征。结果：胃底腺黏膜型胃癌10个病变的平均肿瘤直径（7.7 mm）与胃底腺型胃癌11个病变的平均肿瘤直径（4.9 mm）相比显示出更大的趋势。另外，以早期胃癌为对象测量平均SM浸润距离的结果，胃底腺黏膜型胃癌的SM浸润距离比胃底腺型胃癌的SM浸润距离更长，具有统计学上的显著差异（$P = 0.020$）。常规内镜表现的特征有4种：①病变呈与周围黏膜同色～褪色（80%，8/10）；②上皮下肿瘤样的隆起性病变（80%，8/10）；③见有扩张的树枝状血管的表现（60%，6/10）；④在靛胭脂染色像病变的表面见有区域性的微小颗粒状变化（60%，6/10）。与胃底腺型胃癌的常规内镜表现不同之处为表现④（$P = 0.002$）。NBI联合放大内镜表现的特征有6种：①见有DL（90%，9/10）；②呈现不规则的微血管结构（irregular MV pattern）（100%，10/10）；③呈现不规则的表面微结构（irregular MS pattern）（60%，6/10）；④见有上皮内血管表型（vessel within epithelium pattern）（80%，8/10）；⑤与病变周围黏膜相比，病变的MCE的宽度较宽（80%，8/10）；⑥窝间部增大（90%，9/10）。胃底腺黏膜型胃癌的NBI联合放大内镜表现，在90%（9/10）的病变满足采用VS分类系统、MESDA-G的癌的诊断标准；但胃底腺型胃癌的表现，在所有病变均不满足癌的诊断标准（0，0/11）（$P = 0.001$）。结论：提示胃底腺黏膜型胃癌通过NBI联合放大内镜能够诊断为癌的可能性大。

关键词 胃底腺黏膜型胃癌 胃底腺型胃癌 未感染幽门螺杆菌胃 内镜表现 胃固有黏膜型胃癌

[1] 福冈大学筑紫病院内视镜部 〒818–8502 筑紫野市俗明院 1 丁目 1–1
 E-mail：kentaro2316@live.jp
[2] 同 病理部
[3] 同 消化器内科
[4]AII 病理画像研究所

背景和目的

日本的幽门螺杆菌（*Helicobacter pylori*）感染率在下降。与此同时，幽门螺杆菌相关性胃癌减少，由于预计今后未感染幽门螺杆菌胃癌将相对增加，阐明发生于未感染幽门螺杆菌胃黏膜的胃癌的内镜特征和临床病理学特征是非常重要的。作为未感染幽门螺杆菌胃癌之一而受到人们关注的胃底腺型胃癌（gastric adenocarcinoma of fundic gland type）是 2010 年由 Ueyama、Yao 等首次提出的胃癌组织亚型。从组织病理学上看，是表现为向胃底腺分化的低异型度的上皮性肿瘤，表层被非肿瘤性小凹上皮所覆盖，低异型度的肿瘤腺管以胃底腺黏膜中层至深层为主密集增殖。另外，被推测发生于胃底腺黏膜的深层，高比例浸润于黏膜下组织，但几乎未见脉管侵袭，生物学的恶性度低。田边、岩下等提出，将低异型度的分化型胃癌中具有胃型表型的病变分为：①胃小凹上皮型、②胃底腺型、③胃固有黏膜型胃癌（胃底腺黏膜型、幽门腺黏膜型、胃底腺/幽门腺黏膜混合型、胃贲门腺黏膜型）；在胃固有黏膜型胃癌中，对于除向胃底腺细胞的分化外也伴有向小凹上皮样分化的肿瘤，采用"胃底腺黏膜型胃癌"这一名称。以前，笔者等报道了 2 例关于胃底腺黏膜型胃癌的常规内镜/窄带成像（narrow band imaging，NBI）联合放大内镜表现，呈现与胃底腺型胃癌不同的常规内镜表现；还报道通过采用 Yao 等的 VS 分类系统（VS classification system）、早期胃癌的放大内镜诊断简化流程（magnifying endoscopy simple diagnostic algorithm for early gastric cancer，MESDA-G）的 NBI 联合放大内镜诊断有可能诊断癌。期待此后进一步收集病例，进行系统性的研究。

本研究的目的是阐明以未感染幽门螺杆菌胃为背景发生的胃底腺黏膜型胃癌的常规内镜表现/NBI 联合放大内镜表现的特征和临床病理学特征。

表1 低异型度分化型胃癌（超高分化腺癌）的分类

1.胃型
  A.胃小凹上皮型
  B.胃底腺型
  C.胃固有黏膜型
    a.胃底腺黏膜型（胃底腺+小凹上皮型）
    b.幽门腺黏膜型（幽门腺+小凹上皮型）
    c.胃底腺、幽门腺黏膜混合型（胃底腺+幽门腺+小凹上皮型）
    d.贲门腺黏膜型（贲门腺+小凹上皮型）
2.肠型
3.混合型（胃肠型）
4.发生于各种息肉的低异型度分化型胃癌

对象和方法

1. 对象

2007 年 9 月—2019 年 12 月，在福冈大学筑紫医院被施行内镜黏膜下剥离术（endoscopic submucosal dissection，ESD）或外科切除的胃癌全部病例中，首先筛选出通过组织病理学检查被诊断为胃底腺型胃癌或胃固有黏膜型胃癌的病变。从这些病变中排除了被诊断为幽门螺杆菌现症感染/曾感染的病变、不能进行术前内镜表现研究的病变、在组织病理学上被诊断为胃底腺黏膜型胃癌以外的胃固有黏膜型胃癌，剩下的作为研究对象。

2. 方法

1）胃底腺型胃癌和胃底腺黏膜型胃癌的定义

关于胃底腺型胃癌和胃底腺黏膜型胃癌的定义和分类，基于田边、岩下等提出的低异型度分化型胃癌的组织病理学和免疫组化学分类进行了研究（表1）。

胃底腺型胃癌：肿瘤细胞在肿瘤的深部呈向胃底腺，即类似于主细胞和壁细胞等的细胞分化的癌。

胃底腺黏膜型胃癌：肿瘤细胞在肿瘤的深部呈向胃底腺分化，并在肿瘤的表层呈向类似于免疫组化学染色中 MUC5AC 阳性的小凹上

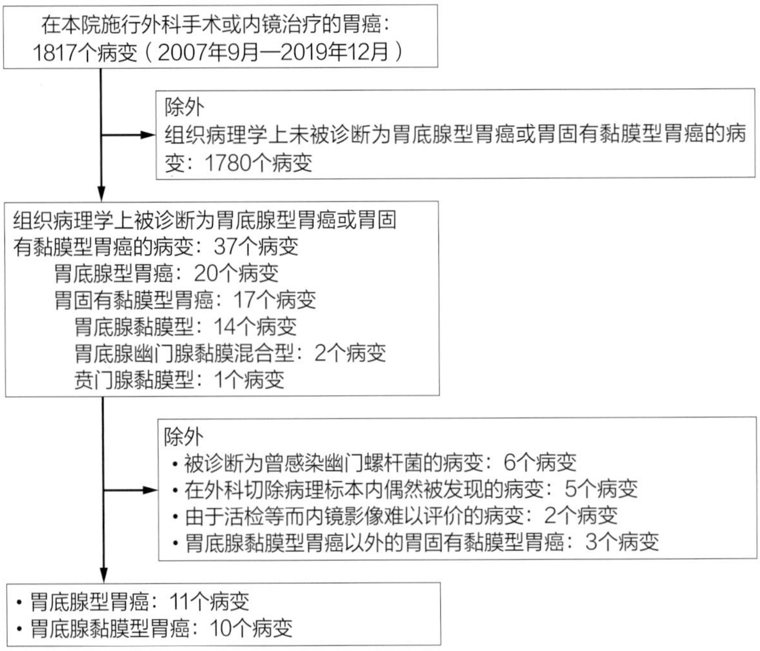

```
┌──────────────────────────────────────────────┐
│ 在本院施行外科手术或内镜治疗的胃癌:              │
│ 1817个病变(2007年9月—2019年12月)              │
└──────────────────────────────────────────────┘
        │
        │        ┌─────────────────────────────────────────────────┐
        ├───────→│ 除外                                             │
        │        │ 组织病理学上未被诊断为胃底腺型胃癌或胃固有黏膜型胃癌的病   │
        │        │ 变:1780个病变                                    │
        │        └─────────────────────────────────────────────────┘
        ↓
┌──────────────────────────────────────────────┐
│ 组织病理学上被诊断为胃底腺型胃癌或胃固             │
│ 有黏膜型胃癌的病变:37个病变                       │
│    胃底腺型胃癌:20个病变                         │
│    胃固有黏膜型胃癌:17个病变                      │
│    胃底腺黏膜型:14个病变                         │
│    胃底腺幽门腺黏膜混合型:2个病变                 │
│    贲门腺黏膜型:1个病变                          │
└──────────────────────────────────────────────┘
        │        ┌─────────────────────────────────────────────────┐
        ├───────→│ 除外                                             │
        │        │ • 被诊断为曾感染幽门螺杆菌的病变:6个病变            │
        │        │ • 在外科切除病理标本内偶然被发现的病变:5个病变       │
        │        │ • 由于活检等而内镜影像难以评价的病变:2个病变        │
        │        │ • 胃底腺黏膜型胃癌以外的胃固有黏膜型胃癌:3个病变      │
        │        └─────────────────────────────────────────────────┘
        ↓
┌──────────────────────────────────────────────┐
│ • 胃底腺型胃癌:11个病变                          │
│ • 胃底腺黏膜型胃癌:10个病变                       │
└──────────────────────────────────────────────┘
```

图1 研究对象病变的简图。

皮分化的癌。

2)研究项目

将发生于未感染幽门螺杆菌胃的胃底腺黏膜型胃癌的常规内镜表现/NBI联合放大内镜表现和临床病理学表现的特征,与胃底腺型胃癌比较,进行了详细研究。

3)未感染幽门螺杆菌胃的定义

未感染幽门螺杆菌胃的定义如下:①在内镜表现中见有未感染幽门螺杆菌胃的特征;②无幽门螺杆菌除菌史;③进行2项以上幽门螺杆菌感染诊断检查,检查结果全部为阴性(幽门螺杆菌IgG抗体、尿素呼气试验、粪便中抗原检查、快速尿素酶试验、活检标本培养法、镜检法)。将全部满足上面3个条件的病例判定为幽门螺杆菌阴性胃。

4)统计学事项

两组间的概率比较采用Fisher直接法和χ^2检验,两组间的平均值的比较采用非配对t检验。在所有研究中均以P值小于0.05判定为有显著性差异。所有的统计学分析均用SPSS 21.0 for Windows(IBM公司产品)进行。

结果

1. 研究对象的背景资料和临床病理学特征

2007年9月—2019年12月,在笔者所在医院被施行内镜切除或外科切除的胃癌全部1817个病变中(**表1**),经组织病理学检查被诊断为胃底腺型胃癌的病变有20个,被诊断为胃固有黏膜型胃癌的病变有17个(其中胃底腺黏膜型14个病变、胃底腺幽门腺黏膜混合型2个病变、贲门腺黏膜型1个病变)。从这些病变中排除了被诊断为幽门螺杆菌曾感染的6个病变,在外科切除病理标本内偶然被发现、难以评价内镜表现的5个病变,受到活检等的影响而内镜表现难以评价的2个病变,通过组织病理学检查被诊断为胃底腺黏膜型胃癌以外的胃固有黏膜型胃癌的3个病变。其结果,以胃底腺型胃癌11个病变和胃底腺黏膜型胃癌10个病变为研究对象(**图1**)。

对象病变的临床病理学特征如**表2**所示。胃底腺型胃癌在女性的比例较高,但胃底腺黏膜型胃癌未见性别差异。平均年龄在两种组织型均

表2 以未感染幽门螺杆菌胃为背景发生的胃底腺型胃癌和胃底腺黏膜型胃癌的临床病理学表现

	胃底腺型胃癌（n=11）	胃底腺黏膜型胃癌（n=10）	P值
平均年龄（范围）	68（51~82）岁	68（32~81）岁	n.s.*
性别（男性：女性）	3：8	5：5	n.s.**
平均肿瘤直径（范围）	4.9（1.0~9.0）mm	7.7（4.0~15.0）mm	0.084*
肉眼分型（隆起：平坦/凹陷型）	9：2	9：1	n.s.**
占据部位（U：M：L）	11：0：0	9：1：0	n.s.**
浸润深度［pT1a（M）：pT1b（SM）］	4：7	3：7	n.s.**
淋巴管侵袭阳性率	0（0/11）	0（0/10）	n.s.**
静脉侵袭阳性率	0（0/11）	0（0/10）	n.s.**
水平断端/垂直断端阳性率	0（0/11）	0（0/10）	n.s.**

*：Student's-test，学生t检验；**：Fisher's exact test，Fisher精确检验；n.s.：not significant，无显著性差异。

表3 以未感染幽门螺杆菌胃为背景发生的胃底腺型胃癌和胃底腺黏膜型胃癌的黏膜下组织浸润癌的平均黏膜下组织浸润距离

	胃底腺型胃癌（n=7）	胃底腺黏膜型胃癌（n=7）	P值*
平均黏膜下组织浸润距离（范围）	78（39~130）μm	250（75~400）μm	0.020

*：Student's-test，学生t检验。

为68岁。胃底腺型胃癌和胃底腺黏膜型胃癌的平均肿瘤径（范围）分别为4.9（1.0 ~ 9.0）mm和7.7（4.0 ~ 15.0）mm，有胃底腺黏膜型胃癌比胃底腺型胃癌平均肿瘤直径大的趋势，但未见统计学差异（P = 0.084）。肿瘤的肉眼分型方面，隆起型的比例在胃底腺型胃癌为81.8%（9/11），在胃底腺黏膜型胃癌为90%（9/10），两组均为隆起型居多；病变部位也都在U区居多。另外，两种组织型的黏膜下组织浸润癌的比例没有差异。但是，在黏膜下组织浸润癌，当进行平均黏膜下组织浸润距离的测量时，两种组织型分别为78（39 ~ 130）μm和250（75 ~ 400）μm（**表3**），具有统计学上的显著性差异，胃底腺黏膜型胃癌的平均黏膜下组织浸润距离更长（P = 0.02）。另外，在两种组织型的所有病变均未见淋巴管侵袭和静脉侵袭。

2. 内镜表现

1）常规内镜表现（表4）

所有研究对象病变的周围黏膜均为集合微

表4 胃底腺型胃癌和胃底腺黏膜型胃癌的常规内镜表现

	胃底腺型胃癌（n=11）	胃底腺黏膜型胃癌（n=10）	P值*
肉眼分型			
0-Ⅰ	0（0）	2（20%）	n.s.
0-Ⅱa	9（81.8%）	7（70%）	
0-Ⅱb	1（9.1%）	1（10%）	
0-Ⅱc	1（9.1%）	0（0）	
颜色			
发红	4（36.4%）	2（20%）	n.s.
同色	1（9.1%）	4（40%）	
褪色	6（54.5%）	4（40%）	
扩张的树枝状血管			
有	9（81.8%）	6（60%）	n.s.
无	2（18.2%）	4（40%）	
上皮下肿瘤样病变			
有	9（81.8%）	8（80%）	n.s.
无	2（18.2%）	2（20%）	
靛胭脂染色像中的颗粒状变化			
有	0（0）	6（60%）	0.002
无	11（100%）	4（40%）	

n.s.：not significant，无显著性差异；*：Fisher's exact test，Fisher精确检验。

表5 胃底腺型胃癌和胃底腺黏膜型胃癌的NBI联合放大内镜表现

	胃底腺型胃癌（n=11）	胃底腺黏膜型胃癌（n=10）	P值*
分界线（demarcation line）			0.001
有	0（0）	9（90%）	
无	11（100%）	1（10%）	
微血管结构（microvascular pattern）			0.001
规则（regular）	11（100%）	0（0）	
不规则（irregular）	0（0）	10（100%）	
表面微结构（microsurface pattern）			0.010
规则（regular）	11（100%）	4（40%）	
不规则（irregular）	0（0）	6（60%）	
MCE的宽度			0.029
宽	3（27.3%）	8（80%）	
同等程度~窄	8（72.7%）	2（20%）	
血管内上皮模式（epithelium within vessel pattern）	10（90.9%）	2（20%）	0.001
上皮内血管模式（vessel within epithelium pattern）	1（9.1%）	8（80%）	
凹间部开大			0.149
有	6（54.5%）	9（90%）	
无	5（45.5%）	1（10%）	

MCE：marginal crypt epithelium，小凹边缘上皮；*：Fisher's exact test，Fisher精确检验。

静脉规则排列（regular arrangement of collecting venules，RAC）阳性，内镜下未见萎缩表现。关于病变的常规白光观察的颜色方面，在胃底腺型胃癌和胃底腺黏膜型胃癌中，呈现同色或褪色的病变分别为63.6%（7/11）和80%（8/10），在两个组织型都占多数。Ueyama等报道，见有作为胃底腺型胃癌的常规内镜表现的特征——扩张的树枝状血管表现的比例在胃底腺型胃癌为81.8%（9/11），在胃底腺黏膜型胃癌为60%（6/10）。上皮下肿瘤样的隆起性病变在胃底腺型胃癌中为81.8%（9/11），在胃底腺黏膜型胃癌中为80%（8/10）。具有靛胭脂染色像中的表面区域性的微小颗粒状变化的病变，在胃底腺型胃癌中没有发现，在胃底腺黏膜型胃癌中发现6个病变（60%，6/10），两组之间有统计学上的显著性差异（P = 0.002）。

根据以上的结果，此次研究的以未感染幽门螺杆菌胃为背景发生的胃底腺黏膜型胃癌

的常规内镜表现的特征有4种：①呈同色~褪色的病变（80%，8/10）；②上皮下肿瘤样的隆起性病变（80%，8/10）；③见有扩张的树枝状血管的表现（60%，6/10）；④见有具靛胭脂染色像中的表面区域性的微小颗粒状变化（60%，6/10）。胃底腺黏膜型胃癌的常规内镜表现与胃底腺型胃癌之间的不同之处是④，具有靛胭脂染色像中的表面区域性的微小颗粒状变化（P = 0.002）。

2）NBI联合放大内镜表现（**表5**）

当进行病变周围黏膜的NBI联合放大观察时，所有病变均呈下述的表现。微血管结构（microvascular pattern，V）方面，各个上皮下毛细血管（subepithelial capillary，SEC）的形态为正多边形，形状均一，排列规则，分布对称，呈规则的蜂窝状上皮下毛细血管网（regular honeycomb-like subepithelial capillary network，SECN）。表面微结构（microsurface pattern，S）

方面，腺窝开口部（crypt opening，CO）和小凹边缘上皮（marginal crypt epithelium，MCE）的各个形态为类圆形，形状均一，排列规则，分布对称。也就是说，病变周围黏膜的NBI联合放大内镜表现是八尾等已经报道的正常胃体部腺黏膜的NBI联合放大内镜表现——regular honeycomb-like SECN pattern plus regular oval crypt opening and oval MCE pattern。在胃底腺黏膜型胃癌，有9个病变（90%，9/10）见有清晰的分界线（demarcation line，DL）；但在胃底腺型胃癌完全没有发现（0，0/11）（$P = 0.001$）。V方面，胃底腺型胃癌的全部病变（100%，10/10）呈不规则的微血管结构[irregular MV（microvascular）pattern]，而胃底腺型胃癌的全部病变（100%，11/11）呈规则的微血管结构（regular MV pattern）（$P = 0.001$）。S方面，胃底腺黏膜型胃癌的6个病变（60%，6/10）呈不规则的表面微结构[irregular MS（microsurface）pattern]，而胃底腺型胃癌全部为规则的表面微结构（regular MS pattern），胃底腺黏膜型胃癌呈不规则的表面微结构的比例明显增高（$P = 0.010$）。另外，就与病变周围黏膜比较的病变的MCE宽度进行了研究，结果是胃底腺黏膜型胃癌的80%（8/10）、胃底腺型胃癌的27.3%（3/11）的病变的MCE宽度增宽（$P = 0.029$）。进一步进行研究，将对象病变分为呈现在多边形的毛细血管内侧存在类圆形的CO和MCE的组合的病变[血管内上皮模式（epithelium within vessel pattern）]和呈现在被MCE包绕的内侧存在毛细血管的组合的病变[上皮内血管模式（vessel within epithelium pattern）]进行了评价。在胃底腺黏膜型胃癌，有8个病变（80%，8/10）见有与病变周围黏膜不同的血管内上皮模式，而在胃底腺型胃癌只有1个病变（9.1%，1/11）（$P = 0.001$）。另外，也研究了上山等报道的对胃底腺型胃癌特征性的NBI联合放大内镜表现之一的窝间部增大表现，在胃底腺黏膜型胃癌的9个病变（90%，9/10）被确认，

在胃底腺型胃癌有6个病变（54.5%，6/11）被确认（$P = 0.149$）。胃底腺黏膜型胃癌的NBI联合放大内镜表现，在90%（9/10）的病变满足采用VS分类系统和MESDA-G的癌的诊断标准。与此相反，胃底腺型胃癌的NBI联合放大内镜表现，在所有病变均不满足采用VS分类系统和MESDA-G的癌的诊断标准（0，0/11，$P = 0.001$）。也就是说，仅通过白光观察，即使是难以鉴别诊断的病变，通过NBI联合放大观察，在将胃底腺黏膜型胃癌鉴别诊断为胃底腺型胃癌的诊断能力方面，灵敏度为90%，特异性为100%，正诊率为95%。

根据以上结果，此次研究的发生于未感染幽门螺杆菌胃的胃底腺黏膜型胃癌的NBI联合放大内镜表现的特征有6种：①见有DL（90%，9/10）；②呈现不规则的微血管结构（irregular MV pattern）（100%，10/10）；③呈现不规则的表面微结构（irregular MS pattern）（60%，6/10）；④见有上皮内血管模式（vessel within epithelium pattern）（80%，8/10）；⑤与病变周围黏膜相比，病变的MCE宽度更宽（80%，8/10）；⑥窝间部增大（90%，9/10）。

病例

[病例1，图2]　胃底腺黏膜型胃癌。未感染幽门螺杆菌。60多岁，女性。0-Ⅱa型，U区。施行活检后。

在常规观察中，在胃体上部后壁大弯处，病变作为褪色的、平缓增高的上皮下肿瘤样的隆起性病变被观察到（图2a）。病变周围黏膜为RAC阳性的非萎缩性胃体部腺黏膜（图2a）。在靛胭脂染色像中，表面平滑，在隆起的顶部伴有因活检的影响而形成的凹陷（图2b）。

当进行病变周围黏膜的NBI联合放大观察（图2c）时，在V方面，各个SEC的形态为正多边形，形状均一，排列规则，分布对称，呈规则的蜂窝状SECN结构（regular honeycomb-like SECN pattern）；在S方面，

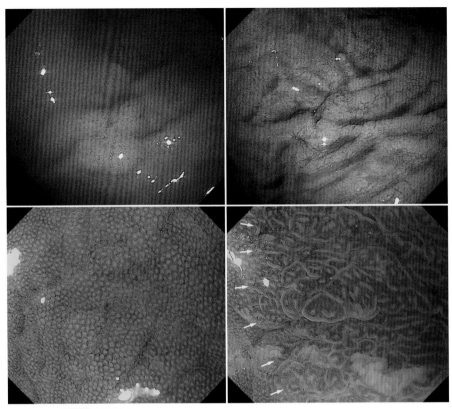

a	b
c	d

图2 ［病例1］
a 常规内镜像。
b 靛胭脂染色像。凹陷是活检瘢痕。
c 病变周围黏膜的NBI联合放大像。
d 病变部的NBI联合放大像。当从病变周围黏膜向隆起部观察时，在隆起部抬高的稍内侧见有急剧的MV和MS的变化，确定了DL（黄色箭头所指处）。

各个 CO 和 MCE 的形态为类圆形，形状均一，排列规则，分布对称，呈 regular oval CO and MCE pattern。病变周围黏膜为血管内上皮模式（epithelium within vessel pattern）。当从病变周围黏膜向隆起部观察时，在隆起部的稍内侧见有急剧的 MV 和 MS 的变化，确定了 DL（**图 2d**，黄色箭头所指处）。对 DL 内部的病变部以最大倍率进行了 NBI 联合放大观察（**图 2d**）。在 V 方面，各个微血管的形态为开放性的袢状形态，形状不均一，分布不对称，排列不规则；在 S 方面，病变部的 MCE 比病变周围黏膜的 MCE 宽度宽，呈弧状形态。MCE 的形状均一，排列规则，分布对称。另外，见有窝间部的开大。病变部位为上皮内血管模式（vessel within epithelium pattern）。根据 VS 分类系统判定为：irregular MV plus regular MS pattern with a DL，诊断为癌。

组织病理学诊断为：adenocarcinoma of fundic mucosa type，0- Ⅱ a，pT1b1（SM 1，400 μm），Ly0，V0，CAT I，SAT 1，INFa，pHM0，pVM0。

ESD 标本的主要组织病理学表现（**图 2e ~ k**）为：不规则的分支 / 吻合明显的肿瘤腺管在黏膜中层至黏膜深层增殖；这些肿瘤腺管的组成细胞可以看出胃底腺的分化；在表层见有类似于小凹上皮的肿瘤细胞。另外，在表层的一部分混杂着非肿瘤性的小凹上皮。在免疫组织化学染色中，在分化成胃底腺细胞样的

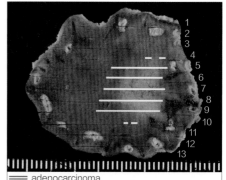

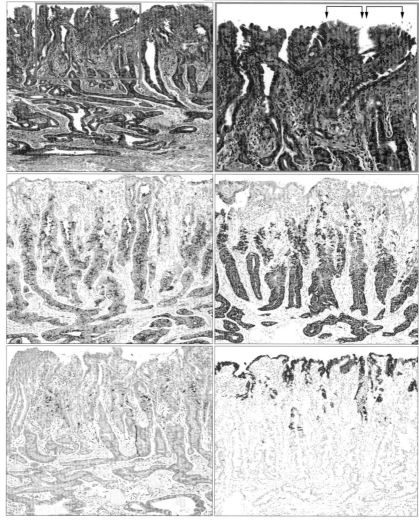

	e
f	g
h	i
j	k

图2 ［病例1］

e 在切除标本上的癌的重建图（标测图）。在切片4～10上见有癌。

f 切片4的组织病理像（HE染色，中倍放大）。从黏膜中层到深层，可见不规则的分支/吻合明显的肿瘤腺管增生，在表层可见类似于小凹上皮的肿瘤腺管。

g 切片4的组织病理像（HE染色，高倍放大，**f**的绿框部）。在表层的一部分混杂着非肿瘤性小凹上皮（↑↑）。

h～k 免疫组织化学染色像。肿瘤腺管除表层外，广泛表达pepsinogen Ⅰ（**h**）和MUC6（**l**）。另一方面，H^+/K^+-ATPase表达细胞分布于腺颈部附近（**j**）。另外，表层的小凹上皮样细胞表达MUC5AC（**k**）。

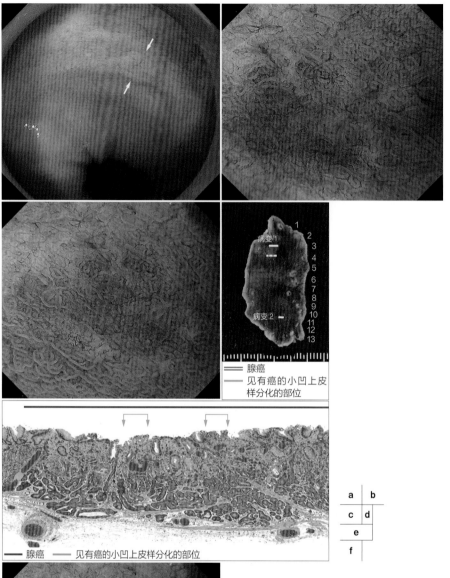

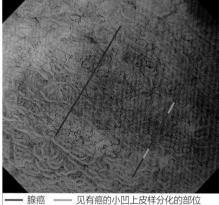

腺癌
　见有癌的小凹上皮样分化的部位

图3 [病例2]

a 常规内镜像。在贲门部小弯前壁处，病变作为褪色和发红混杂存在的、伴有扩张的树枝状血管的扁平隆起性病变被观察到（黄色箭头所指处）。

b 病变周围黏膜和病变部的NBI联合放大像。

c 病变部的NBI联合放大像。

d 切除标本上的癌的重建图（标测图）。ESD切除标本的组织病理学诊断为多发性胃底腺黏膜型胃癌。

e d病变①的组织病理像。从黏膜中层到深层，呈胃底腺细胞样分化的肿瘤腺管增殖，仅在表层的一部分见有分化成小凹上皮样的肿瘤腺管（↓），表层的大部分被非癌上皮所覆盖。

f NBI联合放大像上的标测（在c上标测）。

肿瘤部位 pepsinogen I（**图 2h**）和 MUC6（**图 2i**）呈阳性，在一部分还见有 H$^+$/K$^+$-ATPase 阳性细胞（**图 2j**）；小凹上皮样分化的肿瘤细胞为 MUC5AC 呈阳性（**图 2k**）。在 NBI 联合放大观察中，作为 regular MS pattern 被观察到的原因之一，推测是由于在病变内可以观察到有非肿瘤性小凹上皮的存在。

［**病例 2，图 3**］ 胃底腺黏膜型胃癌。未感染幽门螺杆菌。60 多岁，女性。0-Ⅱa 型，U 区。未施行活检。

在前一医院施行的上消化道内镜检查（esophagogastroduodenoscopy，EGD）中发现在贲门部有隆起性病变，经活检组织病理学检查诊断为胃底腺型胃癌，被介绍到笔者所在医院就诊。在笔者所在医院施行的 EGD 中，未能确认在前一医院指出的病变，在相同部位可以观察到活检瘢痕。在该病变（活检瘢痕）的附近见有隆起性病变，对该病变施行了 EGD。

在常规观察中，病变周围黏膜为 RAC 阳性的非萎缩性胃体部腺黏膜（**图 3a**）。在常规观察中，在贲门部小弯前壁上可以观察到褪色和发红混杂存在的、伴有扩张的树枝状血管的扁平隆起性病变（**图 3a**）。

当进行病变周围黏膜的 NBI 联合放大观察（**图 3b**）时，在 V 方面，各个 SEC 的形态呈正多边形，形状均一，排列规则，分布对称，呈规则的蜂窝状 SECN 结构；在 S 方面，各个 CO 和 MCE 的形态为类圆形，形状均一，排列规则，分布对称，呈 regular oval CO and MCE pattern。病变周围黏膜为 epithelium within vessel pattern。当从周围向病变部观察时，在 V、S 方面均未发现急剧的变化，也未发现明显的 DL（**图 3b**）。当观察病变部位（**图 3c**）时，在 V 方面，各个微血管呈多边形的闭合性袢状，形状不均一，排列不规则，分布对称；在 S 方面，一部分难以辨识，在能够辨识的部位，MCE 的形态为类圆形，形状均一，排列规则，分布对称。病变部位为血管内上皮（epithelium within vessel pattern）。根据 VS 分类系统判定

为：irregular MV plus absent/regular MS pattern without a DL。根据以上的内镜表现怀疑是胃底腺型胃癌。

通过 ESD 整块切除了包括在前一医院指出的病变（活检瘢痕）在内的 2 个病变（**图 3d**）。组织病理学诊断：①、②均为胃底腺型胃癌（adenocarcinoma of fundic mucosa type），0-Ⅱa，pT1a（M），Ly0，V0，CAT I，SAT 1，INFa，pHM0，pVM0，为多发性胃底腺黏膜型胃癌。**图 3d** 的病变①的组织病理学表现：从黏膜中层到深层可见呈胃底腺样分化的肿瘤腺管，仅在表层的一部分见有小凹上皮样分化的肿瘤腺管（蓝色箭头所指处），表层的大部分被非肿瘤性小凹上皮所覆盖（**图 3e**）。

本病例由于小凹上皮样分化的肿瘤成分很少，在 NBI 联合放大观察中未能捕捉到在胃底腺黏膜型胃癌特征性的表现，诊断为胃底腺型胃癌（**图 3f**）。

［**病例 3，图 4**］ 胃底腺黏膜型胃癌。未感染幽门螺杆菌。70 多岁，女性。0-Ⅱa 型，U 区。施行活检后。

在常规观察中，在胃体上部大弯处，病变作为淡红色的稍微边界不清的黏膜区域被辨识（**图 4a**），病变周围黏膜为 RAC 阳性的非萎缩性胃体部腺黏膜（**图 4a**）。在靛胭脂染色像中作为扁平的隆起性病变被观察到，在隆起的表面伴有区域性的颗粒状变化（**图 4b**）。

当进行病变周围黏膜的 NBI 联合放大观察（**图 4c**）时，在 V 方面，各个 SEC 的形态呈正多边形，形状均一，排列规则，分布对称，呈规则的蜂窝状 SECN 结构。S 的各个 CO 和 MCE 的形态为类圆形，形状均一，排列规则，分布对称，呈 regular oval CO and MCE pattern。病变周围黏膜为 epithelium within vessel pattern。当从病变周围黏膜向隆起部观察时，MV pattern、MS pattern 均见有急剧的变化，可以辨识清晰的 DL（**图 4c**，黄色箭头所指处）。当详细观察 DL 内侧的病变部（**图 4d**）时，在 V 方面，以开放性袢状的微血管

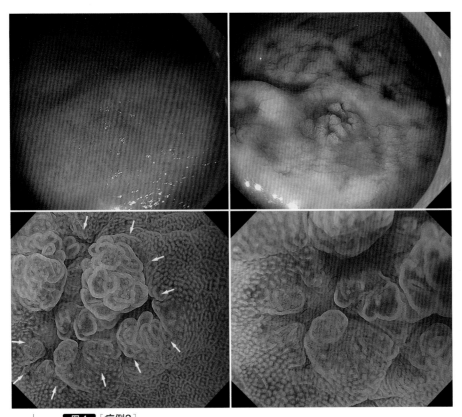

a	b
c	d

图4 ［病例3］

a 常规内镜像。

b 靛胭脂染色像。

c 病变周围黏膜和病变部的NBI联合放大像。当从病变周围黏膜向隆起部观察时，微血管结构（MV pattern）和表面微结构（MS pattern）均见有急剧的变化，可以确定清晰的DL（黄色箭头所指处）。

d 病变部的NBI联合放大像。

为主体，形状不均一，分布不对称，排列不规则；在S方面，病变部的MCE比病变周围黏膜的MCE宽度宽，呈弧状至类圆形的形态。MCE的形状不均一，分布不对称，排列不规则。另外，见有窝间部的开大。病变部位为上皮内血管（vessel within epithelium pattern）。根据VS分类系统判定为：irregular MV plus irregular MS pattern with a DL，诊断为癌。

组织病理学诊断为adenocarcinoma of fundic mucosa type，0–Ⅱa，pT1b1（SM 1，150 μm），Ly0，V0，CAT 1，SAT 1，INFa，pHM0，pVM0。

讨论

1. 临床病理学特征

胃底腺黏膜型胃癌的平均肿瘤直径（7.7 mm）与胃底腺型胃癌的平均肿瘤直径（4.9 mm）相比有较大的趋势。另外，以早期胃癌为对象测量平均黏膜下组织浸润距离的结果显示，胃底腺黏膜型胃癌的黏膜下组织浸润距离比胃底腺型胃癌的更长，具有统计学上的显著性差异（$P = 0.020$）。在胃底腺黏膜型胃癌的病例报道中，散见伴有晚期癌和淋巴管／静脉侵袭的恶性度高的病例。但是，还没有对胃底腺黏膜型胃癌多数病例的临床病理学表现进行详细研究的报道，今后期待更多病例的研究。

2. 内镜表现

1）常规内镜表现

在胃底腺黏膜型胃癌的常规内镜表现中，有 4 种特征性的表现：①呈同色～褪色的病变（80%，8/10）；②上皮下肿瘤样的隆起性病变（80%，8/10）；③见有扩张的树枝状血管的表现（60%，6/10）；④在靛胭脂染色像中见有表面具有区域性的微小颗粒状变化（60%，6/10）。与胃底腺型胃癌的常规内镜表现的不同点为④在靛胭脂染色像呈具有区域性的微小颗粒状变化，与笔者之前报道的关于 2 例胃底腺黏膜型胃癌的常规内镜表现的特征相同。

2）NBI联合放大内镜表现

胃底腺黏膜型胃癌的 NBI 联合放大内镜表现的特征有 6 种：①见有 DL（90%，9/10）；②呈现 irregular MV pattern（100%，10/10）；③呈现 irregular MS pattern（60%，6/10）；④见有 vessel within epithelium pattern（80%，8/10）；⑤与病变周围黏膜相比，病变的 MCE 的宽度较宽（80%，8/10）；⑥窝间部的增大（90%，9/10）。与胃底腺型胃癌相比，前 5 种在胃底腺黏膜型胃癌是特征性的。

在采用 VS 分类系统和 MESDA-G 的 NBI 联合放大内镜诊断中，90%（9/10）的胃底腺黏膜型胃癌病变满足癌的诊断标准。与此相反，与上山等的报道一致，胃底腺型胃癌的所有病变均未满足采用 VS 分类系统和 MESDA-G 的 NBI 联合放大内镜诊断中的癌的标准（0，0/11，$P = 0.001$）。一般认为，胃底腺型胃癌由于最表层被非肿瘤性小凹上皮所覆盖，因此在 NBI 联合放大内镜检查中无清晰的 DL，表层的 V 也缺乏不规则性（irregularity）；与此相反，胃底腺黏膜型胃癌由于小凹上皮样分化的肿瘤腺管占据着表层，因此可以捕捉到癌的特征性的放大内镜表现。但是，在本研究的 [**病例 2**]中展示的胃底腺黏膜型胃癌的病变，未能辨识清晰的 DL（**图 3b**）；在该病变的切除标本的组织病理学表现中，小凹上皮样分化的癌

的范围很小（**图 3e**），在 NBI 联合放大观察中很难捕捉到癌的特征性表现。笔者认为，当一定程度的癌腺管密集地存在于黏膜表层时，可以捕捉到癌的表现。另外，在本研究中，像[**病例 1**]一样，在切除标本的组织病理学表现方面，散见有在黏膜表层呈非肿瘤腺管混杂表现的病变（**图 2g**）。在本研究的 NBI 联合放大观察中，在 S 方面，irregular MS pattern 仅为 60%（6/10），认为是呈缺乏 irregularity 的 MCE 的主要的因素之一，但在这次研究中，也有切除标本的状态不好的病变，不能对它们进行详细而系统地检查，这是今后的课题。

进一步将对象病变分为在多边形毛细血管的内侧存在有圆形 CO 和 MCE 的 epithelium within vessel pattern 和呈现在被 MCE 包围的内侧存在微血管组合的 vessel within epithelium pattern 进行了评价。在胃底腺黏膜型胃癌有 8 个病变（80%，8/10）呈 vessel within epithelium pattern，而在胃底腺型胃癌只有 1 个病变（9.1%，1/11）呈 vessel within epithelium pattern（$p = 0.001$）。虽然在胃底腺区未感染幽门螺杆菌的正常胃黏膜呈 epithelium within vessel pattern，但在胃底腺黏膜型胃癌，由于小凹上皮样分化的管状的肿瘤腺管占据着表层，因此伴有上皮和上皮下的微血管的三维变化，呈现与病变周围黏膜不同的 vessel within epithelial pattern。然而，在胃底腺型胃癌，也有 1 例伴有上皮变化的 vessel within epithelium pattern 病变。关于这个病变，遗憾的是病理标本的状态不好，由于难以与组织病理学表现之间进行正确的对比，关于上皮呈现变化的原因不明，但无法辨识 DL 这一点是与胃底腺黏膜型胃癌之间的不同点。虽然认为在胃底腺型胃癌也存在伴有上皮变化的病变，但由于上皮为非肿瘤性小凹上皮，所以不能形成清晰的 DL，推测通过 DL 的辨识可以与胃底腺黏膜型胃癌进行鉴别。在 V 方面，两种组织型的所有病变（100%，10/10）均被诊断为 irregular MV pattern。应该注意的是，像本研究的[**病例 3**]

一样，只有用最大倍率观察病变部位才能正确评价 V（**图4d**）。另外，在本研究［**病例1**］，在靛胭脂染色像的常规观察中，在表面未见具有区域性的微小颗粒状变化，虽然被怀疑是胃底腺型胃癌，但通过详细的 NBI 联合放大观察可以确定清晰的 DL 和 irregular mv pattern，可能是癌，尤其可能是胃底腺黏膜型胃癌这一诊断（**图2d**）。这样，在胃底腺黏膜型胃癌的 NBI 联合放大观察中，由于在 S 方面相应地存在缺乏 irregularity 的病变，因此仅进行 S 方面的观察是不够的。与常规的癌的观察一样，通过最大倍率进行 V 方面的详细观察对于正确的诊断是必需的。

3. 内镜表现的总结

原本在进行胃底腺型胃癌的活检病理诊断时，也可以看到不理解病变的组织病理学特征而难以诊断的病例，被认为诊断困难。进一步，对于胃底腺黏膜型胃癌的活检病理诊断，由于需要通过对包括小凹上皮样分化的部位在内进行靶向活检才能诊断，因此推测通过活检无法确定诊断的情况有不少。在本研究中，胃底腺黏膜型胃癌的 NBI 联合放大内镜表现，在 90%（9/10）的病变满足采用 VS 分类系统和 MESDA-G 的癌的诊断标准，本研究中捕捉到的窝间部增大以外的 5 种放大内镜表现〔① 见有 DL（90%，9/10）；② 呈 irregular MV pattern（100%，10/10）；③ 呈 irregular MS pattern（60%，6/10）；④ 见有 vessel within epithelium pattern（80%，8/10）；⑤与病变周围黏膜相比，病变的 MCE 的宽度更宽（80%，8/10）〕与胃底腺型胃癌的表现不同。在未见萎缩的未感染幽门螺杆菌胃底腺黏膜上，在白光观察下见①呈同色～褪色、②上皮下肿瘤样的隆起性病变、③扩张的树枝状血管的表现，即使怀疑是胃底腺型胃癌，或者是在靛胭脂染色像中见有局限于表面的颗粒状区域，或者在 NBI 联合放大观察中满足 VS 分类系统和 MESDA-G 中癌的诊断标准，以及具有本研究中明确的 NBI 联合放大内镜表现，提示可以诊断胃底腺黏膜型胃癌。

结语

在本文中明确了以未感染幽门螺杆菌胃为背景发生的胃底腺黏膜型胃癌的常规内镜表现和 NBI 联合放大内镜表现的特征，提示在许多病例通过采用 VS 分类系统和 MESDA-G 的 NBI 联合放大观察被诊断为癌的可能性很大。但是，在胃底腺黏膜型胃癌，像本研究中展示的病例那样，存在于表层的类似于小凹上皮的癌组织的范围很小，在表层见有非肿瘤性小凹上皮混杂的病变，有可能难以诊断。今后，还需要收集更多的病例进行验证。

参考文献

[1]Kamada T, Haruma K, Ito M, et al. Time trends in *Helicobacter pylori* infection and atrophic gastritis over 40 years in Japan. Helicobacter 20: 192–198, 2015.

[2]Ueyama H, Yao T, Nakashima Y, et al. Gastric adenocarcinoma of fundic gland type（chief cell predominant type）: proposal for a new entity of gastric adenocarcinoma. Am J Surg Pathol 34: 609–619, 2010.

[3]岩下明德，田邊寛. 低異型度分化型胃癌の診断. 胃と腸 45: 1057–1060, 2010.

[4]田邊寛，岩下明德，池田圭祐，他. 胃底腺型胃癌の病理組織学的特徵. 胃と腸 50: 1469–1479, 2015.

[5]藤原昌子，八尾建史，今村健太郎，他. 胃底腺型胃癌と胃底腺粘膜型胃癌の通常内視鏡・NBI併用拡大内視鏡所見. 胃と腸 50: 1548–1558, 2015.

[6]Yao K, Anagnostopoulos GK, Ragunath K. Magnifying endoscopy for diagnosing and delineating early gastric cancer. Endoscopy 41: 462–467, 2009.

[7]Muto M, Yao K, Kaise M, et al. Magnifying endoscopy simple diagnostic algorithm for early gastric cancer（MESDA-G）. Dig Endosc 28: 379–393, 2016.

[8]Kimura K, Takemoto T. An endoscopic recognition of the atrophic border and its significance in chronic gastritis. Endoscopy 1: 87–97, 1969.

[9]Saskaki N, Momma K, Egawa N, et al. The influence of *Helicobacter pylori* infection on the progression of gastric mucosal atrophy and occurrence of gastric cancer. Eur J Gastroenterol Hepatol Suppl 1: S59–62, 1995.

[10]Ueyama H, Matsumoto K, Nagahara A, et al. Gastric adenocarcinoma of the fundic gland type（chief cell predominant type）. Endoscopy 46: 153–157, 2014.

[11]Yao K. Gastric microvascular architecture as visualized by magnifying endoscopy: body and antral mucosa without pathologic change demonstrate two different patterns of microvascular architecture. Gastrointest Endosc 59: 596–597, 2004.

[12]八尾建史. 胃拡大内視鏡. 日本メディカルセンター，pp 101–103, 2009.

[13]八尾建史. II章 胃・十二指腸—アトラス: 正常像. 武藤

学，八尾建史，佐野寧（編）．NBI内視鏡アトラス．南江堂，pp 118–123, 2011.

[14]上山浩也，八尾隆史，松本健史，他．胃底腺型胃癌の臨床的特徴―拡大内視鏡所見を中心に：胃底腺型胃癌のNBI併用拡大内視鏡診断．胃と腸 50: 1533–1547, 2015.

[15]上山浩也，八尾隆史，渡辺純夫．胃炎と鑑別困難な胃癌―胃底腺型胃癌（内視鏡と病理）．工藤進英，吉田茂昭（監），拡大内視鏡研究会（編）．拡大内視鏡―極限に挑む．日本メディカルセンター，pp 73–79, 2014.

[16]Ushiku T, Kunita A, Kuroda R, et al. Oxyntic gland neoplasm of the stomach: expanding the spectrum and proposal of terminology. Mod Pathol 33: 206–216, 2020.

[17]Ueo T, Yonemasu H, Ishida T. Gastric adenocarcinoma of fundic gland type with unusual behavior. Dig Endosc 26: 293–294, 2014.

[18]Okumura Y, Takamatsu M, Ohashi M, et al. Gastric adenocarcinoma of fundic gland type with aggressive transformation and lymph node metastasis: a case report. J Gastric Cancer 18: 409–416, 2018.

[19]上山浩也，八尾隆史，永原章仁．特殊な組織型を呈する早期胃癌―胃底腺型胃癌．胃と腸 53: 753–767, 2018.

Summary

Characteristic Endoscopic Findings and Clinical Pathology Associated with Gastric Adenocarcinoma of Fundic Gland Mucosa Type in Patients without *H. pylori* Infection

Kentaro Imamura[1], Kenshi Yao,
Hiroshi Tanabe[2], Satoshi Nimura,
Takao Kanemitsu[1], Masaki Miyaoka,
Kensei Ohtsu, Toshiharu Ueki[3],
Ken Kinjo[2], Atsuko Ota,
Seiji Haraoka, Akinori Iwashita[3][4]

Aim and Methods: We collected data regarding lesions in all cases of gastric cancer for which endoscopic or surgical resection was performed at Fukuoka University Chikushi Hospital between September 2007 and December 2019, and which were histopathologically diagnosed as either gastric adenocarcinoma of the fundic gland type or gastric adenocarcinoma of the fundic gland mucosa type. Moreover, the cases analyzed were confirmed as being free of *Helicobacter pylori* infection and endoscopic findings were available. We investigated the clinical pathological characteristics and characteristic endoscopic findings.

Results: The mean tumor diameter in the fundic gland mucosa type（10 lesions, 7.7mm）tended to be larger than that in the fundic gland type（11 lesions, 4.9mm）. Upon measuring the mean submucosal infiltration depths in the cases of early gastric cancer, we found that this depth was statistically significantly deeper in the fundic gland mucosa type than in the fundic gland type（$p=0.020$）. There were 4 characteristic findings noted on normal endoscopy:（1）same/pale color（80% ; 8/10）,（2）a elevated lesion resembling a subepithelial tumor（80% ; 8/10）,（3）visible branching vessels（60% ; 6/10）, and（4）well demarcated area with fine granular surface change visible on the surface with chromoscopy（60% ; 6/10）. These findings differed from those for the fundic gland type in that well demarcated area with fine granular surface change could be observed on the surface with chromoscopy（$p=0.002$）. Characteristic findings with NBI magnification endoscopy were（1）presence of a demarcation line（90% ; 9/10）,（2）an irregular microvascular pattern（100% ; 10/10）,（3）an irregular microsurface pattern（60% ; 6/10）,（4）a vessel within epithelium pattern（80% ; 8/10）,（5）a wider marginal crypt epithelium pattern than in the surrounding membrane（80% ; 8/10）, and（6）wider intervening part between gastric crypts（90% ; 9/10）. Although the NBI magnification endoscopy findings for the fundic gland mucosa lesions fulfilled the diagnostic criteria for cancer as described in the vessel plus surface classification system and the magnifying endoscopy simple diagnostic algorithm for early gastric cancer and in 90% of the cases, none of the findings from the fundic gland type lesions fulfilled these criteria（0% ; 0/11）（$p=0.001$）.

Conclusion: Our results demonstrated that it is highly likely that gastric adenocarcinoma of fundic gland mucosa type can be diagnosed as cancer by magnifying endoscopy with NBI.

[1]Department of Endoscopy, Fukuoka University Chikushi Hospital, Chikushino, Japan.
[2]Department of Pathology, Fukuoka University Chikushi Hospital, Chikushino, Japan.
[3]Department of Gastroenterology, Fukuoka University Chikushi Hospital, Chikushino, Japan.
[4]AII Pathological Image Institute, Ogoori, Japan.

未感染幽门螺杆菌胃上皮性肿瘤的内镜特征
——胃型腺瘤（幽门腺腺瘤）

中泽 启 [1]

吉永 繁高

关根 茂树 [2]

冈村 卓真 [1]

奥田 奈央子

小山 洋平

福士 刚藏

山崎 嵩之

春日 健吾

川岛 一公

水口 康彦

张 萌琳

江乡 茉衣

阿部 清一郎

野中 哲

铃木 晴久

小田 一郎

齐藤 丰

摘要●研究了在笔者所在医院被诊断为胃型腺瘤（幽门腺腺瘤）的25例25个病变。发生于未感染幽门螺杆菌胃的病例（包括癌变的病例）只有2例（8.0%）；有23例（92.0%）是发生于幽门螺杆菌现症感染胃或曾感染胃的病例。所有病例均位于U区或M区，没发现L区的病例。病变的颜色有白色、褪色、发红、同色等多种，未见特征性的表现。肉眼分型大多为隆起型，或可以鉴别为表面隆起型的病变。全部25例中，在12例（48.0%）见有癌的合并，认为对胃型腺瘤应该研究进行内镜治疗。

关键词　胃型腺瘤　幽门腺腺瘤　内镜特征　临床特征

[1] 国立がん研究センター中央病院内視鏡科　〒104-0045 東京都中央区築地5丁目-1-1
[2] 同　病理診断科

前言

胃的腺瘤在日本被分为肠型和胃型，一般在临床上遇到的机会较多的白色的、颗粒状的平坦隆起属于肠型腺瘤。这些病变是由伴于幽门螺杆菌（*Helicobacter pylori*）感染的慢性炎症和萎缩所引起的。在本文中，就胃型表型的肿瘤——幽门腺腺瘤（pyloric gland adenoma，PGA）和幽门螺杆菌之间的相关性进行了研究。在 WHO 分类中，将胃型腺瘤分为小凹上皮型腺瘤和 PGA，在胃癌处理规则中是指 PGA。过去九嶋等曾报道，在胃型腺瘤（PGA）内有30% ～ 40% 可以观察到腺癌，20 例中在 9 例见有可以说是癌变的区域。本次报道在笔者所在医院被诊断为 PGA 的25 例患者的临床特征，其中包括 2 例发生于未感染幽门螺杆菌胃的 PGA（包括癌变病例）。

对象和方法

以 1999—2019 年在笔者所在医院被诊断为

表1 患者背景

患者数	25
性别	
男性	15（60.0%）
女性	10（40.0%）
年龄中值（范围）	70（43~89）岁
幽门螺杆菌	
现症感染/曾感染	23（92.0%）
未感染	2（8.0%）
病变数	25

表2 内镜特征

主要的肉眼分型	
0-Ⅰ型	13（52.0%）
0-Ⅱa型	9（36.0%）
0-Ⅱa+Ⅱc型	2（8.0%）
SMT样	1（4.0%）
病变直径中值（范围）	15（5~47）mm
病变部位	
U	16（64.0%）
M	9（36.0%）
L	0（0）
颜色	
白色	8（32.0%）
褪色	6（24.0%）
发红	6（24.0%）
同色	5（20.0%）
内镜表现*	
①	8（32.0%）
②	7（28.0%）
③	6（24.0%）
④	4（16.0%）
癌变	
有	12（48.0%）
无	13（52.0%）

*：①较高的绒毛状隆起；②表面比较平滑，具有缩窄的隆起；③中央有凹陷的低矮的隆起（内翻性增殖）；④结节集簇样，呈大肠的LST-G样外观的隆起。

发生于胃的胃型腺瘤（PGA）25例25个病变（除外伴有遗传性疾病的病例）为研究对象。另外，即使是被诊断为腺癌的病变，以胃型腺瘤为主体的病变作为癌变病例也被纳入研究对象中。重新评价全部病变的内镜表现、病变的部位、肉眼分型、表面性状、颜色、幽门螺杆菌感染的有无、癌合并的有无，以及过去九嶋等报道的4种内镜表现：①较高的绒毛状隆起；②表面比较平滑，具有缩窄的隆起；③在中央有凹陷的低矮的隆起（内翻性增殖）；④结节集聚样，呈大肠的颗粒状侧向进展型肿瘤（laterally spreading tumor granular type，LST-G）样外观的隆起。

结果

笔者所在医院研究的25例25个病变的详细情况如**表1**、**表2**所示。年龄中值（范围）为70（43 ~ 89）岁。男女比例为15∶10（60.0%∶40.0%）；主要的肉眼分型为0-Ⅰ型13例（52.0%），0-Ⅱa型9例（36.0%），0-Ⅱa+Ⅱc型2例（8.0%）；黏膜下肿瘤（submucosal tumor，SMT）样1例（4.0%），全例呈隆起。病变径的中值为15（5 ~ 47）mm。病变部位的U区∶M区∶L区为16例（64.0%）∶9例（36.0%，3例见于残胃）∶0例（0）。在颜色方面，白色8例（32.0%），褪色6例（24.0%），同色5例（20.0%）。在所有病例中，在12例（48.0%）见有癌的合并。在23

例（92.0%）见有萎缩性变化，幽门螺杆菌阴性仅有2例（8.0%）。

病例

[**病例1，图1**] 50多岁，女性。幽门螺杆菌阴性病例。

从胃体上部到胃穹隆部后壁大弯见有大小50 mm左右的褪色的平坦隆起性病变。未见背景黏膜的萎缩，幽门螺杆菌尿素呼气试验及血中幽门螺杆菌抗体均为阴性。在病变中央稍偏口侧，见有在前一医院以止血为目的施行的血

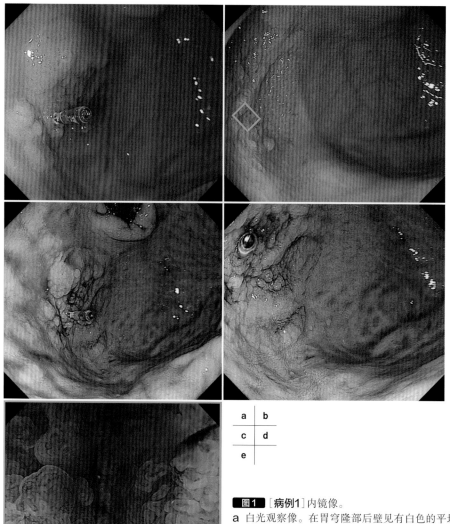

a	b
c	d
e	

图1 [病例1] 内镜像。

a 白光观察像。在胃穹隆部后壁见有白色的平坦型隆起性病变。在病变中央偏口腔侧，见有在前一医院为了止血而施行的动脉夹夹闭。
b 大弯侧的边界不清。
c 靛胭脂染色像。
d 与白光观察像相比，口腔侧、大弯侧的边界变清晰了。
e b的蓝框部NBI放大像。MV pattern和MS pattern诊断为irregular。

管夹夹闭（**图1a**）。在白光观察中，大弯侧的边界比较模糊（**图1b**）。在病变中央部见有较高的区域，在其内部有凹陷样的沟，其中见有微小的乳头状结构。在喷洒靛胭脂后的观察中，与白光观察相比边界变得清晰（**图1c，d**）。作为内镜表现，分类为④结节集聚样，呈大肠的LST-G样外观的隆起。在窄带成像（narrow band imaging，NBI）放大观察中，分界线（demarcation line，DL）阳性，MV结构

（microvascular pattern）和MS结构（microsurface pattern）诊断为不规则（irregular）（**图1e**）。

在内镜诊断中，首先综合性考虑是胃型腺瘤，但由于病变为50 mm大小，并且在活检中检出了Group 5（well differentiated adenocarcinoma，low grade atypia/ 非典型性低异型度高分化腺癌），因此施行了内镜黏膜下剥离术（endoscopic submucosal dissection，ESD）。在切除标本的略深处可以观察到幽门

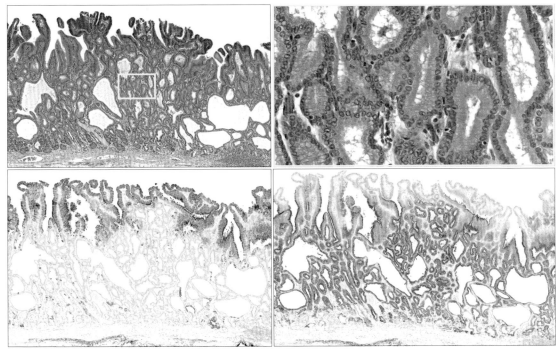

| f | g |
| h | i |

图1 ［**病例1**］活检组织病理像。

f 微距像（HE染色）。大小黏液腺通过狭窄的间质密集地增殖。
g f的黄框部放大像。见有由具淡明细胞体的柱状上皮构成的大小腺管。
h 在表层和深层的一部分（非肿瘤）见有MUC5AC的表达。
i 在除表层外的腺管见有MUC6的表达。

腺样的腺管密集增生（**图1f，g**）。免疫染色的结果，在表层上皮见有MUC5AC（表层小凹上皮型黏液）的表达，在深层也可以确认阳性的细胞（**图1h**）。在除表层以外的腺管见有MUC6（幽门腺/颈部黏液细胞型黏液）的表达（**图1i**）。病变整体上为PGA结构，但因为表层小凹上皮的异型明显，诊断为低异型度癌。病变为0-Ⅱa，47 mm×32 mm，分化良好的管状腺癌（tubular adenocarcinoma，well differentiated，tub1），pT1a（M），pUL0，Ly0，V0，pHM0，pVM0，为治愈性切除。

［**病例2，图2**］ 60多岁，女性。幽门螺杆菌阳性病例。

在胃体中部前壁见有同色的15 mm大的隆起性病变。在背景黏膜见有萎缩（**图2a，b**）。在白光观察中边界容易辨识；在NBI放大观察以及靛胭脂染色观察（**图2c，d**）中边界更加

清晰。在NBI放大观察中诊断为DL阳性，MV模式（pattern）为不规则的，MS模式为不规则～消失（irregular～absent）（**图2e，f**）。作为内镜表现，诊断为①较高的绒毛状隆起。

由于活检诊断是Group 4，施行了ESD。在最终病理诊断中，表层被小凹上皮型的腺管所覆盖，虽然见有核异型，但未能作出癌这一诊断（**图2g，h**）。免疫染色的结果，在表层上皮见有MUC5AC的表达（**图2i**）；在除表层外的腺管见有MUC6的表达（**图2j**），最终诊断为PGA。

讨论

作为胃型腺瘤的内镜特征是，大小不同的黏液腺通过狭窄的间质密集增生、表层部被略高的小凹上皮细胞所覆盖的肿瘤。作为组织病理学诊断，特征是肿瘤腺管除表层部以外，在

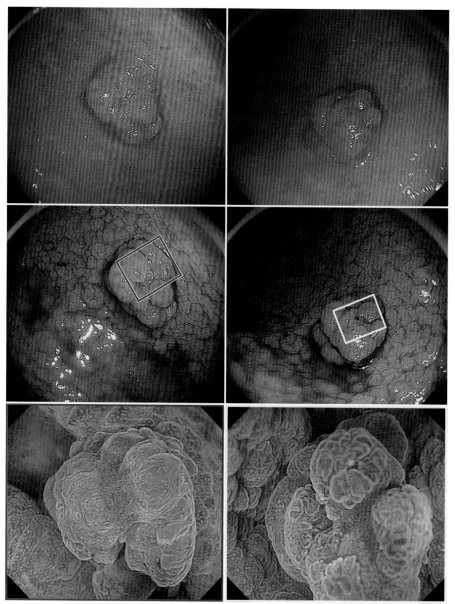

a	b
c	d
e	f

图2 [病例2] 内镜像。

a 白光观察像。在胃体中部前壁见有伴有结节的隆起性病变。背景可以观察到伴有发红的胃炎表现。

b 反转观察像。肛门侧的结节清晰可见。

c,d 靛胭脂染色像。与白光观察像相比边界清晰。

e c的红框部NBI放大像。MV pattern诊断为不规则的，MS pattern诊断为不规则到消失（irregular ~ absent）。

f d的黄框部NBI放大像。MS pattern诊断为不规则的。

免疫组织化学染色中呈MUC6（幽门腺、颈部黏液细胞、Brunner腺型黏液）表达阳性，而MUC5AC（表层小凹上皮型黏液）虽然主要在表层表达，但也有时一直到深部都有表达。即使考虑到上述的组织病理学背景，当进行内镜观察时，由于腺体凸起样增殖呈半球状或结节状隆起，在肉眼分型中多数病变的大部分呈隆起也就是自然而然的了。

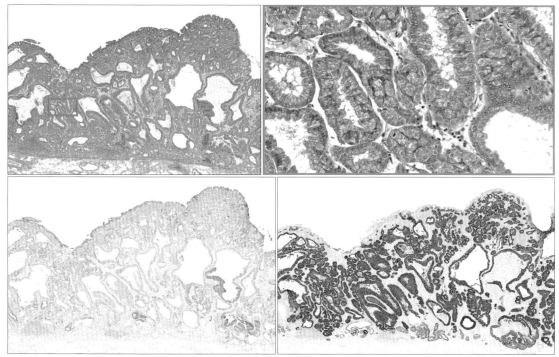

g	h
i	j

图2 [病例2]组织病理像。

g 微距像（HE染色）。大小黏液腺通过狭窄的间质密集地增殖。

h g的绿框部放大像。见有由具淡明胞体的柱状上皮构成的大小腺管。

i 在表层和深层的一部分（非肿瘤）见有MUC5AC的表达。

j 除表层外，见有MUC6的表达。

　　在本院的研究中，主要的肉眼分型也是0-Ⅰ型13例（52.0%）、0-Ⅱa型9例（36.0%）、0-Ⅱa+Ⅱc型2例（8.0%）、SMT样1例（4.0%），全部呈隆起。另外，一般认为，作为内镜下的颜色，可以观察到白色、褪色、发红、同色等各种颜色，提示很丰富；但作为形态，当适用九嶋等的内镜表现的4种分类时，病变的存在诊断都比较容易，而且漏掉的可能性很小。还有，在NBI放大观察中，上述的表面结构多可以观察到在PGA特征性的乳头状/绒毛状表现。

　　胃肿瘤根据细胞表型被分为"完全胃型""胃优势混合型""肠优势混合型""完全肠型"等。可以说PGA是完全胃型的肿瘤，在笔者所在医院所研究的病例也全部属于这一类。在胃型表型的其他肿瘤中，胃底腺型胃癌和小凹上皮型胃癌是最具代表性的，而它们通常发生于未感染幽门螺杆菌的胃。这次的主题虽然是"发生于未感染幽门螺杆菌胃的上皮性肿瘤"，但在笔者所在医院的研究中，实际上在近九成的PGA病例见有萎缩和幽门螺杆菌阳性，而可以确认幽门螺杆菌阴性的病例只有2例。也有报道，在胃型腺瘤的背景黏膜上几乎看不到幽门螺杆菌感染和肠上皮化生；在34%的病例见有伴于自身免疫性胃炎的胃体部萎缩黏膜，在30%的病例见有幽门螺杆菌胃炎，见有正常胃黏膜的病例只有3.8%。像这样，幽门螺杆菌感染和背景黏膜萎缩及PGA之间的相关性因报道的不同而不同，详细情况尚不清楚。

　　在笔者所在医院经治的病例中有48.0%见有癌变，虽说病例数少，但与一般被认为癌变率低的肠型腺瘤相比，提示PGA的癌变率可能较高。另外，作为胃型腺瘤癌变的危险因素，据报道有胃型表型和绒毛状结构。关于胃型腺瘤的癌变率，即使在病理医生之间诊断也很分散。一般认为，在腺瘤内具有前缘（front）的异型性强的区域，注意核的多形性和不规则性分布／增加的分裂象以及伴有腺管的融合和分离增殖样的前端尖锐的绒毛状结构是很重要的；另外，认为 Ki-67 阳性细胞指数和 p53 蛋白表达作为癌诊断的辅助指标是有用的。

也包括 PGA 发生的病变在内，虽然预计胃型低异型度分化型胃癌的恶性度低，预后良好，但笔者认为，考虑到前面提到的各种情况，对通过内镜和组织病理学检查诊断为胃型腺瘤的病变，重要的是积极地施行内镜整块切除，进行详细的研究。另外，由于有报道称，在胃型异型低度分化型胃癌中，也有在保持异型低度的情况下向深部浸润，部分显示播种和转移的病例，因此认为有必要早期发现、早期治疗。

结语

在本文中，以笔者所在医院所经治的病例为基础对 PGA 进行了阐述。笔者所在医院的 PGA 病例绝大部分为幽门螺杆菌阳性，发生于未感染幽门螺杆菌胃的只有 2 例（8.0%）。25 例中有 12 例已经癌变，考虑到幽门腺腺瘤合并癌的比例比肠型腺瘤高，有癌变的可能性，认为应该积极地进行治疗。

参考文献

[1]Bosman FT, Crneiro F, Hruban RH, et al（eds）. WHO Classification of Tumours of the Digestive System. IARC, Lyon, 2010.

[2]日本胃癌学会（編）. 胃癌取扱い規約，第15版. 金原出版，2017.

[3]九嶋亮治，松原亜季子，吉永繁高，他. 胃型腺腫の臨床病理学的特徴—内視鏡像，組織発生，遺伝子変異と癌化. 胃と腸 49: 1838-1849, 2014.

[4]九嶋亮治，向所賢一，馬場正道，他. 胃腺腫の病理診断—特に胃型（幽門腺型）腺腫について. 胃と腸 38: 1377-1387, 2003.

[5]Vieth M, Kushima R, Mukaisho K, et al. Immunohistochemical analysis of pyloric gland adenomas using a series of Mucin 2, Mucin 5AC, Mucin 6, CD10, Ki67 and p53. Virchows Arch 457; 529-536, 2010.

[6]Togo K, Ueo T, Yonemasu *H. pyloric* gland adenoma observed by magnifying endoscopy with narrow-band imaging. Dig Endosc 26: 755-756, 2014.

[7]Tatematsu M, Ichinose M, Miki K, et al. Gastric and intestinal phenotypic expression of human stomach cancers as revealed by pepsinogen immunohistochemistry and mucin histochemistry. Acta Pathol Jpn 40; 494-504, 1990.

[8]Tsukashita S, Kushima R, Bamba M, et al. MUC gene expression and histogenesis of adenocarcinoma of the stomach. Int J Cancer 94: 166-170, 2001.

[9]Tajima Y, Shimoda T, Nakanishi Y, et al. Gastric and intestinal phenotypic marker expression in gastric carcinomas and its prognostic significance: immunohistochemical analysis of 136 lesions. Oncology 61: 212-220, 2001.

[10]Yao T, Kajiwara M, Kuroiwa S, et al. Malignant transformation of gastric hyperplastic polyps: alteration of phenotypes, proliferative activity, and p53 expression. Hum Pathol 33: 1016-1022, 2002.

[11]Shiroshita H, Watanabe H, Ajioka Y, et al. Re-evaluation of mucin phenotypes of gastric minute well-differentiated-type adenocarcinomas using a series of HGM, MUC5AC, MUC6, M-GGMC, MUC2 and CD10 stains. Pathol Int 54: 311-321, 2004.

[12]Ueyama H, Yao T, Nakashima Y, et al. Gastric adenocarcinoma of fundic gland type（chief cell predominant type）: proposal for a new entity of gastric adenocarcinoma. Am J Surg Pathol 34: 609-619, 2010.

[13]Abraham SC, Montgomery EA, Singh VK, et al. Gastric adenomas: intestinal-type and gastric-type adenomas differ in the risk of adenocarcinoma and presence of background mucosal pathology. Am J Surg Pathol 26: 1276-1285, 2002.

[14]Vieth M, Kushima R, Borchard F, et al. Pyloric gland adenoma: a clinico-pathological analysis of 90 cases. Virchows Arch 442: 317-321, 2003.

[15]遠藤次彦，中村恭一，菅野晴夫，他. 胃の異型上皮巣と分化型癌の病理組織学的比較. 癌の臨 21: 1242-1253, 1975.

[16]関英幸，鈴木潤一. 腸型胃腺腫. 日本臨牀社 別冊消化管症候群（上），pp 506-508, 2009.

[17]Kolodziejczyk P, Yao T, Oya M, et al. Long-term follow-up study of patients with gastric adenomas with malignant transformation. An immunohistochemical and histochemical analysis. Cancer 74: 2896-2907, 1994.

[18]九嶋亮治，服部隆則. 増殖動態と分化マーカーからみた胃腺腫と腺癌の鑑別. 病理と臨 16: 17-23, 1998.

[19]Lee WA. Gastric extremely well differentiated adenocarcinoma of gastric phenotype: as a gastric counterpart of adenoma malignum of the uterine cervix. World J Surg Oncol 3: 28, 2005.

[20]Nokubi M, Kawanowa K, Kawata H, et al. Extremely well-differentiated adenocarcinoma of the gastric cardia: A unique case with columnar cells and laminated stones. Pathol Int 54: 854-860, 2004.

Summary

Endoscopic Characteristics of Adenoma of Gastric Phenotype (Pyloric Gland Adenoma)

Kei Nakazawa[1], Shigetaka Yoshinaga,
Shigeki Sekine[2], Takuma Okamura[1],
Naoko Okuda, Yohei Koyama,
Gozo Fukushi, Takayuki Yamazaki,
Kengo Kasuga, Kazumasa Kawashima,
Yasuhiko Mizuguchi, Hourin Cho,
Mai Ego, Seiichiro Abe,
Satoru Nonaka, Haruhisa Suzuki,
Ichiro Oda, Yutaka Saito

We examined one lesion each in 25 patients diagnosed with pyloric gland adenoma at the National Cancer Center Hospital. Only in 2 cases (8%) , the lesions were found to be present in the stomach without the presence of *H. pylori* (*Helicobacter pylori*) infection, and in 23 cases (92%) , the lesions were found in patients who were or had been infected with *H. pylori*. All the lesions were located in the U or M region ; no lesions were found in the L region. The color of the lesions varied from white, white fading into red, and red, and no characteristic findings were observed.

Most of the macroscopic types could be distinguished from the raised type or the surface raised type. Total 12 (48%) of the 25 cases involved cancer, suggesting that endoscopic treatment should be considered for gastric adenoma.

[1]Endoscopy Division, National Cancer Center Hospital, Tokyo.
[2]Division of Pathology and Clinical Laboratories, National Cancer Center Hospital, Tokyo.

未感染幽门螺杆菌胃上皮性肿瘤的内镜特征
——树莓样小凹上皮型胃癌

柴垣 广太郎[1]

三代 刚[2]

川岛 耕作

石村 典久

长濑 真实子[3]

荒木 亚寿香

石川 典由

丸山 理留敬

石原 俊治[2]

摘要● 在本文中对未感染幽门螺杆菌者的树莓样小凹上皮型胃癌32例39个病变的临床病理学特征进行了研究，对8个病变进行了全基因组分析。年龄中值为57（38~78）岁，男女比为21∶11，肿瘤直径中值为3（1~6）mm，全部发生于UM区，6例为多发性癌。在白光观察像中呈所谓的树莓样外观，在NBI放大像中呈不规则的乳头状/脑回样结构。虽然全部为上皮内病变，但Ki-67标记指数（labeling index）的中值为62.0%（4.4~96.5）%，呈高值。在肿瘤数量（多发vs单发）和背景因素的研究中，在吸烟（83.3% vs 34.6%，$P < 0.05$）、饮酒（66.6% vs 30.7%，$P = 0.12$）、男性（$P = 0.059$）、并存胃底腺息肉（100% vs 57.7%，$P = 0.059$）多为多发性癌。在基因组分析中，在KLF4基因的DNA结合域内见有共同的体细胞单核苷酸变异（SNVs）；拷贝数变异（CNVs）方面，有半数以上见有染色体1p、9q、17q的扩增以及6q和18q的缺失。

关键词 胃癌 树莓样 小凹上皮型 幽门螺杆菌 未感染

[1] 岛根大学医学部附属病院光学医疗诊疗部 〒693-8501 出雲市塩冶町89-1
E-mail：kotaro@med.shimane-u.ac.jp
[2] 同 消化器内科
[3] 同 病理部

前言

随着近年来幽门螺杆菌（*Helicobacter pylori*）感染者的减少，关于未感染幽门螺杆菌胃癌（*H. pylori*-negative gastric cancer, HPNGC）的报道在增加。据报道，过去关于印戒细胞癌的报道最多，但近年来关于分化型腺癌的报道较多，树莓样小凹上皮型胃癌（raspberry-like foveolar-type gastric cancer）就是其中之一。这种肿瘤在肉眼观察下与发生于幽门螺杆菌感染胃的增生性息肉极为相似，发育也极为缓慢，因此此前有可能一直被漏诊。

此次笔者等收集了多例树莓样小凹上皮型胃癌，为了阐明其临床病理学特征，对患者背景、内镜表现、组织病理学表现进行了详细研究。另外，通过全基因组分析，研究了这种肿瘤的发生机制。

对象和方法

以2016年2月—2020年2月，在岛根大学医学部附属医院切除的49例56个HPNGC病变中的32例39个病变的树莓样小凹上皮型胃癌为研究对象。全部满足以下4个条件者诊断为未感染幽门螺杆菌：①无除菌史；②内镜

表1 32例39个病变的临床病理学特征

临床表现（32例）	
年龄（范围）	57（38~78）岁
性别（男：女）	21：11
吸烟史	46.9%（15/32）
饮酒史	37.5%（12/32）
内服PPI	25.0%（8/32）
空腹时血清胃泌素值[*]（范围）	89（52~330）pg/mL
内镜表现（32例39个病变）	
部位（U：M：L）	21：18：0
肉眼形态	0-Ⅱa型
肿瘤数（单发：多发/并发）	26：6
FGP并存	65.6%（21/32）
组织病理学表现（39个病变）	
大小（范围）	3（1~6）mm
浸润深度	上皮内
Ki-67标记指数（范围）	62.0（4.4~96.5）%
p53	散在的
β-catenin核内转移	部分的，5.1%（2/39）
深部胃底腺扩张	28.2%（11/39）

（　）内的所统计数据的范围以中值表示。[*]：内服PPI者除外。

下未见木村－竹本分类中 C-2 以上的胃黏膜萎缩；③幽门螺杆菌感染诊断试验（血清抗幽门螺杆菌抗体 < 3 U/mL，尿素呼气试验 < 2.5‰，便中幽门螺杆菌抗原阴性，镜检中幽门螺杆菌阴性）有 2 项以上为阴性；④组织病理学上未见炎性细胞浸润、胃黏膜萎缩、肠上皮化生。

在临床表现方面，就患者的年龄、性别、饮酒/吸烟史、质子泵抑制剂（proton pump inhibitor，PPI）内服的有无、血清胃泌素值、胃癌的家族史进行了研究。在内镜表现方面，研究了白光观察下的病变部位、大小、形态、肿瘤数目、胃底腺息肉（fundic gland polyp，FGP）并存的有无，以及窄带成像（narrow band imaging，NBI）放大观察下的表面结构、白色区域（white zone）以及微血管。采用 HE 染色和免疫组织化学染色对组织病理学表现进行了研究。

在树莓样小凹上皮型胃癌的周围高概率伴有 FGP，肿瘤腺管的形态和黏液表型与合并于 FGP 的发育异常（dysplasia）类似。因为也有在肿瘤腺管的深部见有胃底腺扩张的病例，因此从组织病理学角度研究了部分树莓样小凹上皮型胃癌发生于 FGP 的可能性。另外，对肿瘤数量（多发 vs 单发）和背景因素之间的相关性进行了单变量分析，对其主要因素进行了研究。另外，利用新一代测序技术对树莓样小凹上皮型胃癌中发生的基因组异常进行了全基因组分析。

结果

全部 32 例均符合未感染幽门螺杆菌的诊断标准；全部 39 个病变中的 36 个病变通过内镜下黏膜切除术（endoscopic mucosal resection，EMR）切除，3 个病变经活检消失了。树莓样小凹上皮型胃癌的临床病理学特征如**表1**所示。

1. 临床表现

年龄的中值为 57（38 ~ 78）岁，以中老年人居多；男女比为 21：11，见有男性居多的趋势。吸烟史为 46.9%（15/32），饮酒史为 37.5%（12/32）。口服 PPI 者为 8 例（25.0%），除口服 PPI 者外的空腹时血清胃泌素值中值为 89（52 ~ 330）pg/mL。另外，在近亲者中检查出胃癌的只有 1 例。

2. 内镜表现

树莓样小凹上皮型胃癌的典型内镜表现如**图1**、**图2**所示。肉眼可见鲜红的表面颗粒状的小息肉，呈所谓的树莓样的肉眼表现（**图1b**）；背景黏膜为无萎缩的胃底腺黏膜，在 21 例（65.6%）见有 FGP 的并存。全部 39 个病变均发生于 UM 区，见于胃体部大弯处的有 23 个病变（59.0%），最多（**图1a**）；其次是胃穹隆部有 10 个病变（25.6%）；在小弯侧未见发生。另外，在 5 例可以观察到同时性多发癌（**图2**）；1 例并发胃底腺型胃癌。

在 NBI 放大像中，全部 39 个病变呈伴有轻度形态不规则的乳头状或脑回样的微结构；

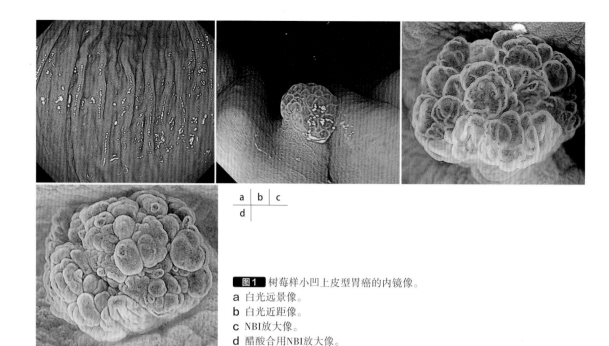

图1 树莓样小凹上皮型胃癌的内镜像。
a 白光远景像。
b 白光近距像。
c NBI放大像。
d 醋酸合用NBI放大像。

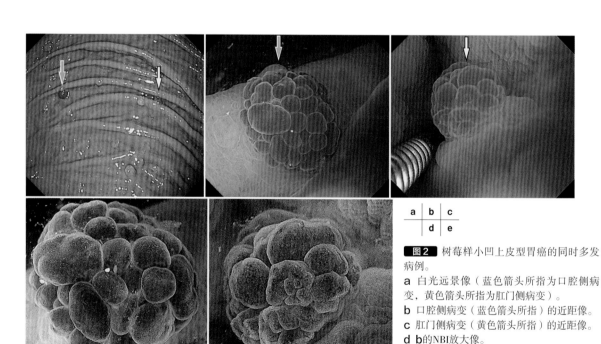

图2 树莓样小凹上皮型胃癌的同时多发病例。
a 白光远景像（蓝色箭头所指为口腔侧病变，黄色箭头所指为肛门侧病变）。
b 口腔侧病变（蓝色箭头所指）的近距像。
c 肛门侧病变（黄色箭头所指）的近距像。
d b的NBI放大像。
e c的NBI放大像。

窝间部为褐色，见有伴走行不规则的异常血管的增生，但血管常常难以辨识。在所有病例均可辨识微结构的轮廓（**图1c**），通过合用醋酸增强，使不规则的微结构更加清晰地可视化（**图1d**）。在肿瘤的基部见有由小凹上皮的反应性增生所致的粗大的微结构，肿瘤与非肿瘤黏膜之间的边界清晰。

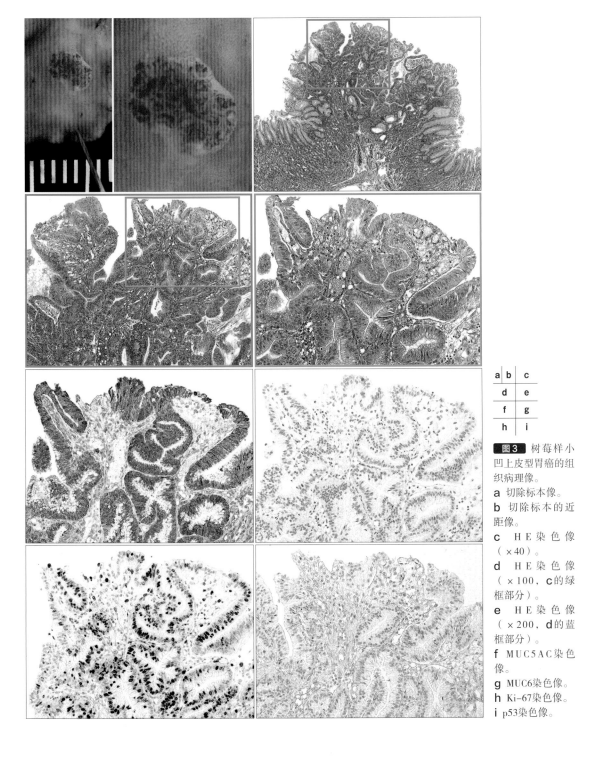

a	b	c
d		e
f		g
h		i

图3 树莓样小凹上皮型胃癌的组织病理像。

a 切除标本像。
b 切除标本的近距像。
c HE染色像（×40）。
d HE染色像（×100，c的绿框部分）。
e HE染色像（×200，d的蓝框部分）。
f MUC5AC染色像。
g MUC6染色像。
h Ki-67染色像。
i p53染色像。

3. 组织病理学表现

在**图3**中展示了树莓样小凹上皮型胃癌的典型的组织病理学表现。大小为中值3（1～6）mm，在基部呈有缩窄的小隆起（**图 3a，b**）。肿瘤腺管呈管状或乳头状结构，在置换小凹上皮的同时增生（**图3c，d**）。在肿瘤的深部多残存有胃底腺，在28.2%（11/39）的病变见有深部胃底腺的扩张，但没有发现作为 FGP 的明显的结构异常。肿瘤细胞具有嗜酸性的细胞质，类圆形及多边形的核伴有极性紊乱和假多层。虽然没有发现间质浸润和脉管浸润（图 3e），但是 Ki-67 除了表层以外，多呈弥漫性过表达，Ki-67 标记指数（labeling index）的中值为 62.0（4.4 ~ 96.5）%，显示高值（图 3h）。在免疫组织化学染色中，全部病例均表达 MUC5AC，MUC6，MUC2、CD10 为阴性（图 3f，g），显示小凹上皮型的完全胃型黏液表型。p53 在所有病变均未见过度染色（图 3i）；β-catenin 的核内转移仅见于 2 个病变（5.1%）。

从以上表现来看，根据 Padova/Vienna 分类诊断为非浸润性上皮内瘤变（noninvasive low/high-grade neoplasia）；根据 WHO 分类诊断为低级别 / 高级别上皮内瘤变（low/high-grade intraepithelial dysplasia）；根据日本胃癌处理规则，考虑到高分化管状腺癌、黏液表型，诊断为小凹上皮型胃癌。

4. 深部胃底腺扩张的有无与临床病理学表现之间的关系

树莓样小凹上皮型胃癌的多数在病变深部非肿瘤性胃底腺在内侧增生，这形成了肿瘤的厚度（图 4a ~ c）。在这种深部胃底腺，有 28.2%（11/39）的病变存在部分或轻微的腺管扩张，但是在扩张腺管内没有发现小凹上皮细胞和出芽等作为 FGP 特征的明确的结构异常，即不规则的、畸形的胃腺（irregularly deformed oxyntic glands）（图 4d ~ f）。深部胃底腺扩张的有无与临床病理学表现之间的关系如表 2 所示。

深部胃底腺的扩张与肿瘤的大小有关（中值 5 mm vs 3 mm，$P < 0.05$），在 2 mm 以下的肿瘤未见胃底腺扩张。Ki-67 标记指数与深部胃底腺扩张的有无无关；对于 FGP 特征性的 β-catenin 核内转移，如前所述仅在肿瘤部的 5.1%（2/39）部分被观察到，在深部胃底腺未被观察到。虽然未发现深部胃底腺扩张与 FGP 并存之间有相关性（72.7% vs 71.4%，$P = 0.75$），

但在多发癌病例，在同一病例内扩张的有无是一致的。

5. 肿瘤数与背景因素之间的关系

在本研究的 32 例中见有 5 例多发病例，1 例并发胃底腺型胃癌的病例。在这 6 例的多发 / 并发组和 26 例的单发组，通过单变量分析研究了与患者背景、癌变、已有的黏膜异常相关的 6 项因素（①年龄、②性别、③吸烟史、④饮酒史、⑤内服 PPI、⑥并存 FGP）之间的关系（表 3）。

与多发 / 并发组之间见有显著相关性的只有吸烟史（83.3% vs 34.6%，$P < 0.05$），但男性（$P = 0.059$）、饮酒史（66.6% vs 30.7%，$P = 0.12$）、并存 FGP（100% vs 57.7%，$P = 0.059$）也见有在多发 / 并发组较多的趋势。男性、吸烟 / 饮酒史被认为是混杂因素，但因病例数少而未能施行多变量分析。

6. 基因组分析

对 8 例 8 个病变，在实体显微镜观察下，从内镜切除后的标本中采取一部分标本进行了基因组分析。男女比为 6 : 2，年龄 54.2 ± 11.7 岁，病变部位 U : M = 2 : 6，病变的大小为 3.75 ± 1.2 mm。从采取的标本中提取 DNA 后，进行了基因库的调整和聚类分析，使用 Hiseq4000（Ilumina 公司生产）进行了全基因组测序。根据获得的数据，就体细胞单核苷酸变异（single nucleotide variants，SNVs）和拷贝数变异（copy number variations，CNVs）进行了分析。

其结果，每一标本获得了约 6.65×10^8 个读数。关于 SNVs，尽管在 8 个标本中有半数（5 个标本以上）见有变异，但变异的大部分是基因间区域，其次是内含子区和外显子区。在外显子区和内含子区出现变异的基因中，与 RhoA-catenin 等的细胞增殖途径、整联蛋白（integrin）和 notch 等细胞黏附途径相关的基因占多数。在全部 8 个标本中共同的基因变异只有 5 处，其中在 KLF4 基因的 DNA 结合域内在 8 个标本全部见有共同的 SNVs。另一方面，

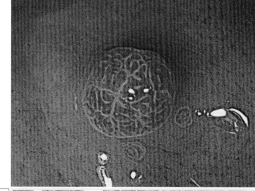

	a
b	c
	d
e	f

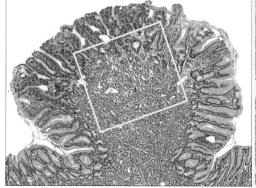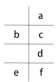

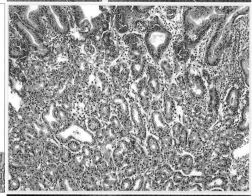

图4 树莓样小凹上皮型胃癌的肿瘤深部的胃底腺。
a 白光远景像（无深部胃底腺扩张）。
b a的HE染色像（×40）。
c a的深部胃底腺（HE染色，×100，b的黄框部分）。
d 白光远景像（有深部胃底腺扩张）。
e d的HE染色像（×40）。
f d的深部胃底腺（HE染色，×100，e的黄框部分）。

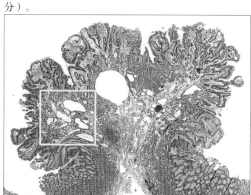

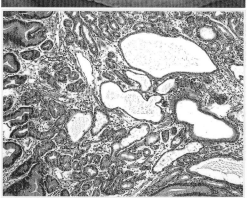

表2 深部胃底腺扩张的有无和临床病理表现之间的关系

		深部胃底腺的扩张		P值
		有（n=11）	无（n=28）	
大小（范围）		5（3~6）mm	3（1~4）mm	<0.05
Ki-67标记指数（范围）		61（30~84）%	67（4~96）%	0.68
β-catenin 核内转移	肿瘤部	9.1%（1/11）仅部分	3.6%（1/28）仅部分	0.48
	深部胃底腺	0	0	—
内服PPI		27.3%（3/11）	17.9%（5/28）	0.40
并存FGP		72.7%（8/11）	71.4%（20/28）	0.75

关于CNVs，如九嶋等已经报道的那样，在半数以上的标本见有染色体1p、9q、17q的扩增以及6q和18q的缺失。关于全部8个标本中共同的染色体扩增，有9处在基因间区域，2处在内因子区，1处在外显子区；缺失方面只在基因间区域见有2处。

讨论

"小凹上皮型胃癌"一般是指MUC5AC优势表达的胃型腺癌的总称。除了此次研究的树莓样小凹上皮型胃癌以外，在感染幽门螺杆菌胃癌和除菌后胃癌中也存在，胃型腺癌的一部分和发生于呈白色扁平隆起的HPNGC、FGP的发育异常（dysplasia）也相当于此。笔者等在本刊首次报道了树莓样小凹上皮型胃癌，之后还进行了系列的病例报道，但此次是进行多个病例的病况分析。

由于树莓样小凹上皮型胃癌在肉眼观察下呈鲜红色的极具特征性的外观，所以根据内镜表现多数可以诊断。笔者等曾经治过3例由于活检而病变消失的病例，现在是不活检而通过EMR进行完整组织检查（total biopsy）。笔者等从2016年开始注意到树莓样小凹上皮型胃癌的存在，此后4年间共经治了32例39个病变。从几年前开始也经治过大小和形态相同的病例，很有可能此前一直被当作增生性息肉而被漏诊。另外，因为树莓样小凹上皮型胃癌均在数毫米的上皮内癌中被发现，没有浸润癌的

表3 肿瘤数和背景因素之间的关系

	单发组	多发/并发组	P值
年龄（范围）	55（38~78）岁	63.5（39~69）岁	0.63
性别（男：女）	15：11	6：0	0.059
吸烟史	34.6%（9/26）	83.3%（5/6）	<0.05
饮酒史	30.8%（8/26）	66.7%（4/6）	0.12
内服PPI	19.2%（5/26）	16.7%（1/6）	0.68
并存FGP	57.7%（15/26）	100%（6/6）	0.059

报道，预计与其他的HPNGC一样，是生长极缓慢的肿瘤。

在本研究中，在46.9%（15/32）的病例见有吸烟史，在65.6%（21/32）病例见有FGP的并存；与单发癌病例相比，多发癌病例的吸烟率及FGP并存率更高。由此可见，树莓样小凹上皮型胃癌的发生和吸烟/FGP并存之间有相关性。另一方面，在本研究中，在28.2%（11/39）的病例见有肿瘤深部的胃底腺扩张，但未观察到作为FGP的形态异常；根据在2mm以下的肿瘤未观察到上述变化这一点，认为深部胃底腺扩张是伴于肿瘤发育的继发性变化。另外，根据在FGP高概率被观察到的β-catenin异常在肿瘤部和深部胃底腺扩张部未被观察到这一点，认为树莓样小凹上皮型胃癌的一部分由FGP发生的可能性极小。

关于树莓样小凹上皮型胃癌的发生机制，在本次进行的基因组分析中，在全部标本的共同变异比预想的少，像是与通常的相关于幽门

螺杆菌相关胃癌和遗传因素的变异不同。在其中，显示共同变异的 *KLF4* 基因作为树莓样小凹上皮型胃癌的致病基因的候补基因被检测出。*KLF4* 是多表达于胚胎干细胞（embryonic stem cells）的山中四因子之一，是属于 Kruppel 样因子（Kruppel like factor）家族的转录因子，与稳态的维持和凋亡等许多生命现象有关。另外，据知在 DNA 结合域内具有 3 个锌指基序（zinc-finger motif），通过该基序调节靶基因的表达。Katz 等报道，在制作 *KLF4* 条件性敲除小鼠模型时，在胃内见有肿瘤的形成；在形态学上，树莓样小凹上皮型胃癌与此非常相似。也有报道称，*KLF4* 根据表达的组织和细胞的状态不同，表现出癌基因和抑癌基因两方面的性质，当考虑到这些对于癌变的两面性可能是这种树莓样小凹上皮型胃癌的病期进展缓慢的原因之一时，非常令人感兴趣。笔者认为，今后有必要收集更多的病例，进一步阐明关于幽门螺杆菌阴性胃癌发病的详细机制。

结语

　　树莓样小凹上皮型胃癌是 HPNGC 的主要组织型之一，在有吸烟史的未感染幽门螺杆菌者见有 FGP 的情况下，有必要着眼于其特征性的肉眼表现，进行密切观察。

参考文献

[1]Inoue M. Changing epidemiology of *Helicobacter pylori* in Japan. Gastric Cancer 20（Suppl1）：3-7, 2017.

[2]Horiuchi Y, Fujisaki J, Yamamoto N, et al. Biological behavior of the intramucosal *Helicobacter pylori*-negative undifferentiated-type early gastric cancer: comparison with *Helicobacter pylori*-positive early gastric cancer. Gastric Cancer 19: 160-165, 2016.

[3]Kiso M, Yoshihara M, Ito M, et al. Characteristics of gastric cancer in negative test of serum anti-*Helicobacter pylori* antibody and pepsinogen test: a multicenter study. Gastric Cancer 20: 764-771, 2017.

[4]Yamada A, Kaise M, Inoshita N, et al. Characterization of *Helicobacter pylori*-Naïve Early Gastric Cancers. Digestion 98: 127-134, 2018.

[5]Shibagaki K, Fukuyama C, Mikami H, et al. Gastric foveolar-type adenomas endoscopically showing a raspberry-like appearance in the *Helicobacter pylori*-uninfected stomach. Endosc Int Open 7: E784-791, 2019.

[6]Matsuo T, Ito M, Takata S, et al. Low prevalence of *Helicobacter pylori*-negative gastric cancer among Japanese. Helicobacter 16: 415-419, 2011.

[7]Ono S, Kato M, Suzuki M, et al. Frequency of *Helicobacter pylori*-negative gastric cancer and gastric mucosal atrophy in a Japanese endoscopic submucosal dissection series including histological, endoscopic and serological Atrophy. Digestion 86: 59-65, 2012.

[8]Abraham SC, Nobukawa B, Giardiello FM, et al. Sporadic fundic gland polyps: common gastric polyps arising through activating mutations in the beta-catenin gene. Am J Pathol 158: 1005-1010, 2001.

[9]Fukuda M, Ishigaki H, Ban H, et al. No transformation of a fundic gland polyp with dysplasia into invasive carcinoma after 14 years of follow-up in a proton pump inhibitor-treated patient: a case report. Pathol Int 68: 706-711, 2018.

[10]Odze RD, Marcial MA, Antonioli D. Gastric fundic gland polyps: a morphological study including mucin histochemistry, stereometry, and MIB-l Immunohistochemistry. Hum Pathol 27: 896-903, 1996.

[11]Straub SF, Drage MG, Gonzalez RS. Comparison of dysplastic fundic gland polyps in patients with and without familial adenomatous polyposis. Histopathology 72: 1172-1179, 2018.

[12]Sjödahl K, Lu Y, Nilsen TI, et al. Smoking and alcohol drinking in relation to risk of gastric cancer: a population-based, prospective cohort study. Int J Cancer 120: 128-132, 2007.

[13]Koizumi Y, Tsubono Y, Nakaya N, et al. Cigarette smoking and the risk of gastric cancer: a pooled analysis of two prospective studies in Japan. Int J Cancer 112: 1049-1055, 2004.

[14]Gonzá lez CA, Pera G, Agudo A, et al. Smoking and the risk of gastric cancer in the European prospective investigation into cancer and nutrition（EPIC）. Int J Cancer 107: 629-634, 2003.

[15]九嶋亮治，向所賢一，塚下しづき，他．胃型分化型早期胃癌の分子生物学的特徴．胃と腸 38: 707-721, 2003.

[16]堀江義政，藤崎順子，河内洋，他．*H. pylori*陰性胃底腺粘膜に発生した胃型腺腫由来の低異型度高分化腺癌の1例．胃と腸 53: 101-107, 2018.

[17]Noffsinger AE（ed）. Fenoglio-Preiser's Gastrointestinal Pathology, 4th.Wolters Kluwer, Riverwoods, 2017.

[18]福山知香，柴垣広太郎，三上博信，他．*Helicobacter pylori*未感染者の胃底腺粘膜に多発した低異型度胃型腺癌（腺窩上皮型）と腺窩上皮型過形成性ポリープの1例．胃と腸 54: 265-272, 2019.

[19]柴垣広太郎，三代剛，石村典久，他．*H. pylori*未感染胃粘膜に生じる胃癌の内視鏡診断—*H. pylori*未感染胃粘膜に生じるラズベリー様腺窩上皮型胃癌．消内視鏡 32: 97-105, 2020.

[20]Ghaleb AM, Yang VW. Krü ppel-like factor 4（KLF4）: What we currently know. Gene 611: 27-37, 2017.

[21]Katz JP, Perreault N, Goldstein BG, et al. Loss of Klf4 in mice causes altered proliferation and differentiation and precancerous changes in the adult stomach. Gastroenterology 128: 935-945, 2005.

Summary

Endoscopic Diagnosis of *H. pylori* Uninfected Gastric Epithelial Tumor: Raspberry-like Foveolar-type Gastric Adenocarcinoma

Kotaro Shibagaki[1], Tsuyoshi Mishiro[2],
Kosaku Kawashima, Norihisa Ishimura,
Mamiko Nagase[3], Asuka Araki,
Noriyoshi Ishikawa, Riruke Maruyama,
Shunji Ishihara[2]

We analyzed clinicopathological characteristics of "Raspberry-like foveolar-type gastric adenocarcinoma" in *H. pylori* (*Helicobacter pylori*) -uninfected patients. Median patient age was 57 years (range, 38–78) , and male to female ratio was 21 to 11. All lesions occurred in the upper or middle part of the stomach, and 6 patients had synchronous multiple lesions. White-light endoscopy showed a "raspberry-like appearance", and magnification endoscopy with narrow-band imaging showed irregularly shaped papillary or gyrus-like microstructures. All lesions were determined to be intraepithelial neoplasms, however Ki-67 labeling index was high, with a median value of 62% (range, 4.4–96.5%) . Multiple lesions were found more frequently than single lesion in smoking patients (83.3% vs. 34.6%, $p < 0.05$) , patients who consumed alcohol (66.6% vs. 30.7%, $p = 0.12$) , male patients ($p = 0.059$) , and in patients with fundic gland polyps (100% vs. 57.7%, $p = 0.59$) .

[1]Endoscopy Division, Shimane University Faculty of Medicine Hospital, Izumo, Japan.
[2]Department of Gastroenterology, Shimane University Faculty of Medicine Hospital, Izumo, Japan.
[3]Pathology Division, Shimane University Faculty of Medicine Hospital, Izumo, Japan.

未感染幽门螺杆菌胃上皮性肿瘤的内镜特征

——印戒细胞癌

吉村 大辅[1]

吉村 理江[2]

加藤 诚也[3]

北川 祐介[1]

中野 佳余子

泷泽 延喜

茶圆 智人

市田 香

梅谷 聪太

落合 利彰

伊原 荣吉[4]

小川 佳宏

摘要● 对于近年来报道未感染幽门螺杆菌胃癌中呈特征性病状之一的印戒细胞癌在增加，通过所经治的病例进行了验证。2007年4月—2019年12月，所经治的病例为28例，其中26例是褪色或白色的平坦型的黏膜内癌。好发部位集中于胃角部~前庭部，相当于胃底腺和幽门腺的交界区。典型病例的组织病理学表现为：在黏膜腺颈部，黏液丰富的印戒细胞癌不伴有间质地密集存在；虽然在黏膜固有层内肿瘤的病例有增加，但浸润癌很罕见。也存在有呈类似的形态和组织病理学表现的除菌后胃癌病例发现，该疾病具有或因感染幽门螺杆菌而进展为浸润癌的潜能，或是不依赖于幽门螺杆菌感染的增殖活性较低的独立的病变，认为是今后的研究课题。

关键词 未感染幽门螺杆菌胃癌 印戒细胞癌 低分化腺癌 吸烟史

[1] 济生会福冈综合病院消化器内科 〒810-0001 福冈市中央区天神1丁目3-46
[2] 人间ドックセンターウェルネス
[3] 济生会福冈综合病院病理诊断科
[4] 九州大学大学院医学研究院病态制御内科（第三内科）

前言

随着占胃癌主要原因的幽门螺杆菌（*Helicobacter pylori*）感染率的下降以及其筛查时代的到来，近年来尤其在内镜筛查中遇到未感染幽门螺杆菌者的机会在增加。而且，随着被检者基数的增加，不符合曾经的"no pylori，no cancer"定论的"未感染幽门螺杆菌胃癌（胃肿瘤）"的报道也在增加。

此前笔者等曾报道，未感染幽门螺杆菌胃癌有可能至少可以分成以下几类：①贲门部或食管胃接合部腺癌；②发生于胃底腺区的具有胃型表型的低异型度（超高分化型）腺癌；③好发于胃底腺和幽门腺交界区的印戒细胞癌；④好发于幽门腺区的高分化型腺癌。此次，在高病例数中心（high volume center）已有报道的基础上，详细检查笔者等所经治的印戒细胞癌病例，验证其内镜表现及临床病理学特征。

未感染幽门螺杆菌胃癌的定义

由于不存在能够准确判定幽门螺杆菌感染状态的生物标志物，为了尽可能严密地证明未感染，在内镜诊断、感染诊断、组织病理学诊断等各方面都必须满足其必要条件。在本文中，参考已有的文献报道，将全部满足以下条件的病变定义为未感染幽门螺杆菌：①见有存在于胃角部小弯的集合细静脉的规则排列（regular arrangement of collecting venules，RAC）等胃炎

表1	笔者所在医院所经治的28例未感染幽门螺杆菌印戒细胞癌的详细情况
性别（男：女）	20：8
年龄（平均）	21~78（49.9）岁
有吸烟史	21（75.0%）
有症状	2（7.1%）
壁浸润深度	
T1a（M）	26
T1b（SM）	1
晚期癌	1

的京都分类中所示的未感染胃内镜表现的特征，且未见幽门螺杆菌现症感染、曾感染胃的表现；②无幽门螺杆菌除菌史；③作为感染诊断，进行血清幽门螺杆菌 IgG 抗体、尿素呼气试验、粪便抗原检查、快速尿素酶试验、活检标本培养法、镜检法中的 2 项以上的检查，结果全部为阴性；④组织病理学检查中未见萎缩。将满足上述条件，在内镜切除或外科切除标本的组织病理学检查中见有印戒细胞癌的病变定义为未感染幽门螺杆菌印戒细胞癌。另外，关于血清 IgG 抗体，近年来廉价、简便的乳胶凝集法

在逐渐普及，但由于部分供应商所提供试剂的抗体价参差不齐，因此在本院迄今一直只采用标准的酶联免疫分析（enzyme immunoassay，EIA）法。

所经治的未感染幽门螺杆菌印戒细胞癌病例的研究

研究了 2007 年 4 月—2019 年 12 月在笔者所在医院经治的满足上述标准的未感染幽门螺杆菌印戒细胞癌的内镜表现及临床病理学特征。

研究对象病例为 28 例，男女比为 20：8，男性居多；平均年龄为 49.9 岁，略低于 50 岁（**表1**）。当将病变的所在部位绘制成简图时，如笔者等所报道的那样，所有病变都存在于胃角部~前庭部的交界区，呈带状分布（**图1**）。一般认为，该区域相当于胃底腺和幽门腺的交界区，其组织病理学的证据将在后面叙述。病例的绝大部分（26 例，92.9%）为黏膜内癌，浸润癌仅有 2 例（其中 1 例为晚期癌）。有症状者只有见有剑突下痛症状的晚期癌 1 例和见有胃灼热症状的黏膜内癌 1 例，其

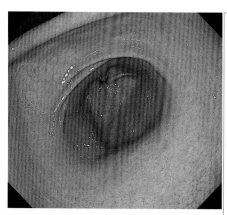
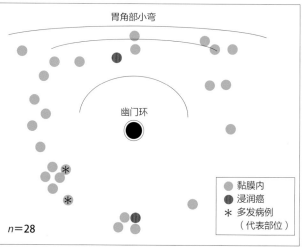

a	b

图1 28例未感染幽门螺杆菌印戒细胞癌的存在部位。
a 胃角部~前庭部的常规内镜白光像。
b 将a绘制成简图，把所经治病例的病变存在部位图表化。绿色圆圈表示黏膜内癌，红色圆圈表示深于黏膜下层的浸润癌，呈多发病变的2例（*）绘出了代表部位。

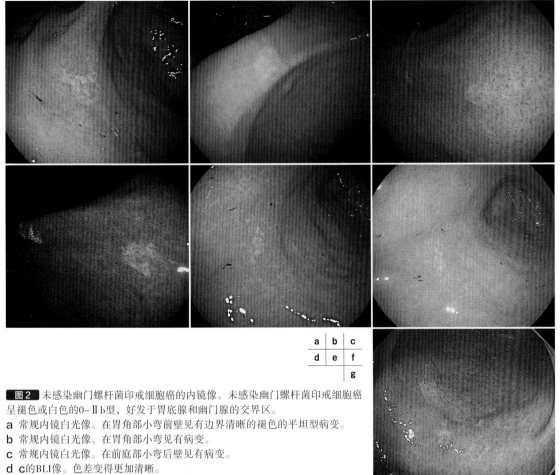

a	b	c
d	e	f
		g

图2 未感染幽门螺杆菌印戒细胞癌的内镜像。未感染幽门螺杆菌印戒细胞癌呈褪色或白色的0-Ⅱb型，好发于胃底腺和幽门腺的交界区。

a 常规内镜白光像。在胃角部小弯前壁见有边界清晰的褪色的平坦型病变。

b 常规内镜白光像。在胃角部小弯见有病变。

c 常规内镜白光像。在前庭部小弯后壁见有病变。

d c的BLI像。色差变得更加清晰。

e 常规内镜白光像。在前庭部大弯前壁见有病变。

f e的LCI像。虽然能够辨识病变，但色差不明显。

g 常规内镜白光像。在胃角部大弯见有病变。在褪色的平坦型病变的一部分见有发红、有一定厚度并伴有糜烂的黏膜下浸润癌。

余 26 例通过包括检诊在内的筛查内镜检查被确诊（**表1**）。

在 Horiuchi 等的报道中，吸烟史作为未感染幽门螺杆菌印戒细胞癌的风险因素被报道。吸烟史被广泛认为是胃癌的风险因素，在笔者所在医院所经治的 28 例中也有 21 例（75.0%）为现在或过去的吸烟者，与相同期间所经治的未感染幽门螺杆菌的胃型低异型度腺癌（23 例中有 10 例为吸烟者，43.5%）相比概率明显增高（$P < 0.05$，Fisher 精确检验，未发表的数据）。

未感染幽门螺杆菌印戒细胞癌的内镜表现（常规观察）的特征

黏膜内癌的内镜表现，在全部病例呈边界清晰的褪色～白色、平坦的 0-Ⅱb 型形态（**图2a～c，e**）。病变部与周围黏膜之间无高度差，只有具有区域性的色差为病变存在诊断的依据。背景黏膜无萎缩，颜色均一，白光观察下的病变发现最为重要。由于通过窄带光观察（narrow band imaging，NBI；blue laser imaging，BLI）颜色差异变得更加清晰（**图**

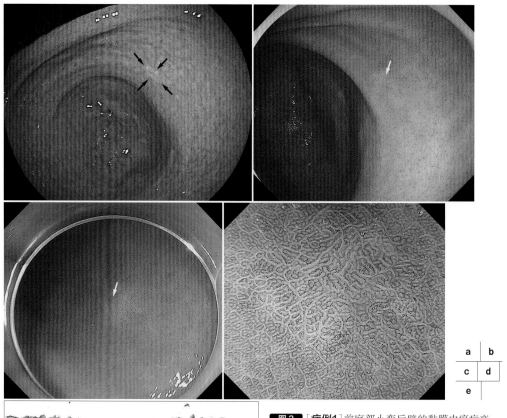

┌─────┐
│ a │ b │
├───┼───┤
│ c │ d │
├───┴───┤
│   e   │
└───────┘

图3 ［**病例1**］前庭部小弯后壁的黏膜内癌病变。

a 初次常规内镜白光像。在前庭部小弯后壁见有大小不到10 mm、边界清晰、褪色的平坦型病变（黑色箭头所指处）。

b 初次检查3周后的常规内镜白光像。病变的存在部位难以指出，只能观察到活检痕迹和再生上皮（黄色箭头所指处）。

c 初次检查3个月后，施行ESD时的常规内镜白光像。可再次辨识在边缘伴有活检瘢痕（黄色箭头所指处）的褪色的平坦型病变。

d c的NBI放大像。病变部虽然凹间部变白，但表面微结构和血管微结构与周围黏膜之间未见差异。

e ESD标本的组织病理像（HE染色，低倍放大）。从腺颈部到黏膜中层可观察到印戒细胞癌，表面结构与周围黏膜相同。在黏膜固有层深部混杂着胃底腺和幽门腺。

2d），笔者在难于进行定性诊断时，为了判断是否需要活检，辅助性使用窄带光观察。另外，关于近年来正在研究其在筛查中的有用性的联动成像技术（linked color imaging，LCI），如果仅限于极少数所经治病例的话，给人的印象是与周围之间的颜色差异反而变得不明显了（**图2f**），但由于整体上会变得更加明亮，很有可能辨识出病变。关于这些图像增强观察的有用性，还需要积累病例进行研究。在浸润癌病变，在其边缘也见有黏膜内癌成分，呈同样的褪色的平坦型病变（**图2g**）。

如**图1b**所示，为了高效地筛查出病变，需要仔细观察以胃角部为中心的整个区域。尤其是从小弯到后壁侧容易成为死角，在笔者所在医院所经治病例中也是容易辨识的前壁侧的病变占多数。最好是利用便于转小弯、反转性能好的内镜进行正面观察，从这一点来看，利用经鼻内镜进行病变的存在诊断也非常有用。

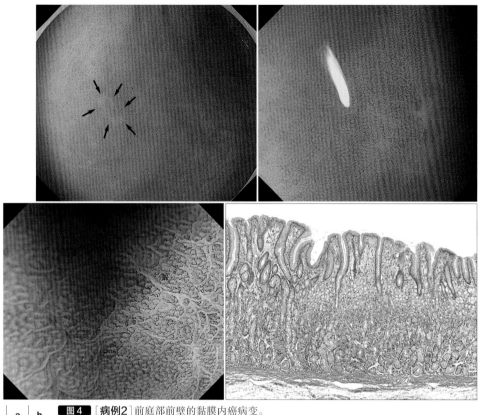

a	b
c	d

图4 ［**病例2**］前庭部前壁的黏膜内癌病变。

a 常规内镜白光像。在前庭部前壁见有10 mm大的褪色的平坦型病变（黑色箭头所指处）。

b 常规内镜白光近距像。病变的边界清晰，未见与周围之间的高度差。在病变内部见有初次检查时的活检痕迹。

c 病变口腔侧边缘的NBI放大像。凹间部变白，与周围黏膜同样的血管结构清晰。

d 治疗标本的组织病理像（HE染色）。将图像反转，使左侧变为口腔侧。在腺颈部密集存在着黏液丰富的印戒细胞癌，表面结构与周围相同。另外，在黏膜深部混杂存在着非肿瘤的胃底腺和幽门腺。

（转载自"吉村大辅，他. *Helicobacter pylori*未感染早期胃癌·胃肿瘤の拡大内視鏡診断. 胃と腸 54：234–245, 2019"）

在从比较小的病变取材施行活检的情况下，活检部位因炎症和再生而引起发红，颜色差异变得不明显，一定期间内除活检瘢痕和再生上皮以外的辨识变得困难［**病例1，图3**］。在笔者所在医院，设法尽可能空出4周以上进行再次检查。

未感染幽门螺杆菌印戒细胞癌的组织病理学表现的特征

在黏膜内癌的典型的组织病理学表现，是在相当于小凹上皮和胃固有腺的交界的腺颈部区域局限性地密集存在印戒细胞癌［**病例2，图4**］。一般认为，通过增强来自内镜的投射光，使其向后方散射，印戒细胞癌的丰富的黏液呈现出边界清晰的白色~褪色的外观。另一方面，在这种典型病变，最表层的腺管结构和微血管结构与周围黏膜之间的差异极小（**图4d**），呈与周围黏膜之间无高度差的平坦病变。在黏膜内癌的一部分，可以看到在黏膜固有层内印戒细胞癌越过腺颈部一直到表层上皮下充实性发育［**病例3，图5**］。在浸润癌边缘的黏膜内癌区域也存在几乎置换全层的情况（**图6b**），

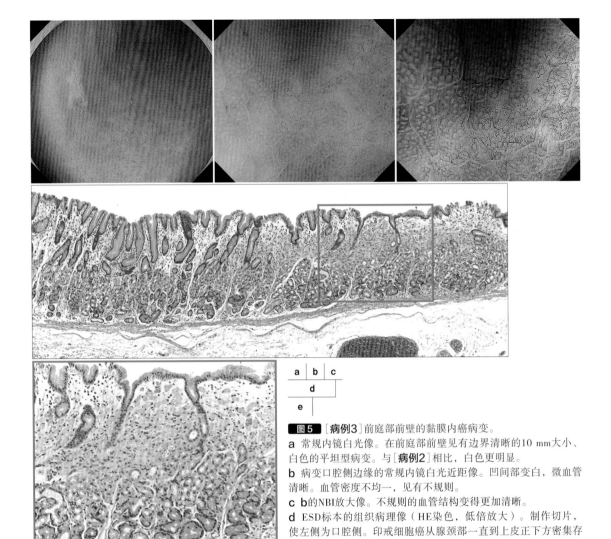

a	b	c
	d	
e		

图5 [**病例3**] 前庭部前壁的黏膜内癌病变。

a 常规内镜白光像。在前庭部前壁见有边界清晰的10 mm大小、白色的平坦型病变。与 [**病例2**] 相比，白色更明显。

b 病变口腔侧边缘的常规内镜白光近距像。凹间部变白，微血管清晰。血管密度不均一，见有不规则。

c b的NBI放大像。不规则的血管结构变得更加清晰。

d ESD标本的组织病理像（HE染色，低倍放大）。制作切片，使左侧为口腔侧。印戒细胞癌从腺颈部一直到上皮正下方密集存在；凹间部的伸展不一致。

e d的绿框部分高倍放大像。

被认为是典型的病例进展的状况。

　几乎在笔者所在医院所经治病例的全部病例，在病变的黏膜固有层深部都混杂存在着非肿瘤的胃底腺和幽门腺（图4d，图5d）。在内镜下很难准确地辨识胃底腺和幽门腺的交界处，由于在未感染幽门螺杆菌的胃中，胃底腺有时会一直达到幽门部，因此也有人认为印戒细胞癌的发生部位与两者的交界区不同。但是，笔者认为，从前述的组织病理学表现来看，将印戒细胞癌的好发部位看作是胃底腺和幽门腺的交界区并无大的谬误。

　关于浸润癌，如笔者等已报道的那样，虽然边缘的黏膜内癌区域呈印戒细胞癌的组织学表现，但在浸润部变为低分化腺癌 [**病例4，图6**]。认为可能是印戒细胞癌在获得浸润能力的过程中，其形态发生了变化。

未感染幽门螺杆菌印戒细胞癌的内镜表现（放大观察）的特征

　在肿瘤局限于腺颈部的黏膜内癌典型病变的NBI/BLI联合放大内镜表现中，由于印戒细胞癌不破坏表层的小凹上皮和上皮下血管网的

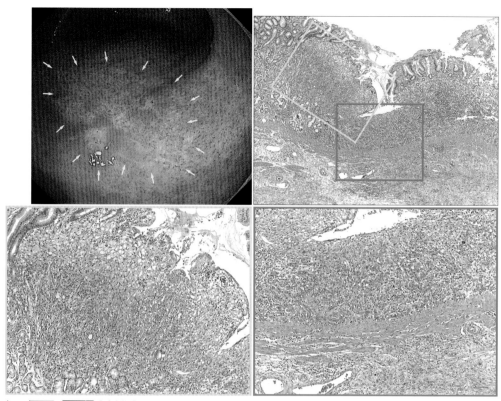

a	b
c	d

图6 ［病例4］胃角部~前庭部大弯的黏膜下浸润癌。**图2g**的病例。

a **图2g**的常规内镜白光近距像。在30 mm大小、边界清晰的褪色病变（黄色箭头所指处）的口腔侧和肛门侧边缘可以观察到有一定厚度的小糜烂和周围的发红。

b 幽门侧胃切除术标本的HE染色低倍放大像。在病变口腔侧的糜烂面上，低分化腺癌伴有间质反应，浸润于黏膜下深部。

c HE染色中倍放大像（**b**的黄框部分）。在糜烂周围的褪色的平坦病变部，在黏膜的几乎全层密集地存在着印戒细胞癌。

d HE染色中倍放大像（**b**的绿框部分）。在糜烂部可以观察到低分化腺癌。

结构，所以表面微结构、微血管结构与周围黏膜之间都没有差别，其特征是，窝间部呈白色，微血管更加清晰可见（**图3d**，**图4c**）。当肿瘤在黏膜固有层内体积增大时，窝间部不均一地伸展，小凹的宽度、深度、方向变得不一致，导致表面结构发生变化，在上皮下出现血管不规则（**图5c**）。

在Yao等的前瞻性研究中显示，在胃癌的放大内镜诊断上发挥重要作用的早期胃癌的放大内镜诊断简化流程（magnifying endoscopy simple diagnostic algorithm for early gastric cancer，MESDA-G），在未分化型腺癌的诊断上具有一定的局限性。正如其分析的那样，虽然认为未感染幽门螺杆菌印戒细胞癌的放大内镜观察对推测其病理结构表现有用，但目前作为癌/非癌的鉴别诊断的工具还不充分。

未感染幽门螺杆菌印戒细胞癌的生物学恶性度

展示在笔者所在医院被诊断的可追溯过去的检查图像的病例。

［病例5］ 为接受任意型内镜检诊的就诊者，在前庭部小弯前壁发现了略小于10 mm的褪色的0-Ⅱb型病变（**图7a**）。

在约2年前的内镜像中，在同一部位可以观察到大致相同形态的褪色、平坦的黏膜异常

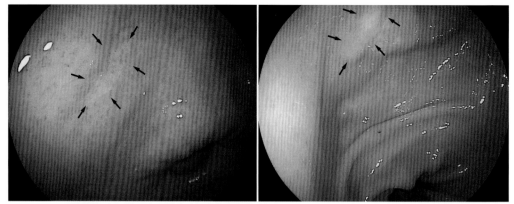

a	b

图7 [**病例5**]可以追溯过去图像的黏膜内癌病变。

a 诊断时的常规内镜白光像。在前庭部小弯见有大小不到10 mm的、边界清晰、褪色的平坦型病变（黑色箭头所指处）。

b 距a约2年前的常规内镜白光像。怀疑有和a几乎同样的褪色、平坦的黏膜异常（黑色箭头所指处）。

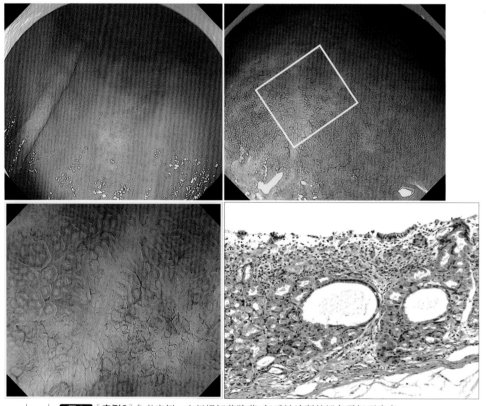

a	b
c	d

图8 [**病例6**]参考病例。幽门螺杆菌除菌3年后被诊断的褪色平坦型病变。

a 常规内镜白光像。在胃体中部大弯见有大小不到10 mm的斑状的褪色平坦型病变。

b 口腔侧边缘的NBI低倍放大像。

c b的黄框部分高倍放大像。在凹间部为白色的区域，微血管的形状、排列、分布不均一。

d ESD标本的组织病理像（HE染色，低倍放大）。见有局限于腺颈部的印戒细胞癌。另外，由于内服质子泵抑制剂，可见壁细胞的增生和胃底腺的囊状扩张。

（**图7b**）。由于未能捕捉到病变的正面图像，难以进行正确的比较，但在此期间几乎没有发现形态的变化。不限于本院所经治的病例，来自高病例数中心（high volume center）的报道也几乎都是黏膜内癌，提示在未感染幽门螺杆菌的状态下，印戒细胞癌的进展缓慢，可能不容易成为浸润癌。那么，幽门螺杆菌感染会成为这种印戒细胞癌进展和浸润的强力促进因素吗？

[**病例6**] 60多岁，女性。幽门螺杆菌除菌3年后，在胃体中部大弯处发现了略小于10 mm的褐色0-Ⅱb型病变（**图8**）。

在内镜黏膜下剥离术（endoscopic submucosal dissection，ESD）标本的组织病理学表现中，显示在胃底腺黏膜的腺颈部局限于表层的印戒细胞癌，虽然病变较未感染幽门螺杆菌胃癌的好发部位偏向于口侧，但组织病理学表现类似。存在有根据年龄推测有很长一段时间处于幽门螺杆菌感染状态的本病例这样的褐色平坦型黏膜内癌，可以认为这可能是在纯粹的印戒细胞癌中含有一部分不依赖于幽门螺杆菌感染的增殖活性较低的癌这一独立的病况。

在考虑本疾病的病况方面，与编码黏附因子E-cadherin的*CDH1*基因的生殖细胞变异为原因的家族性弥漫性胃癌之间的相似性是很重要的。有报道称，与幽门螺杆菌感染的有无无关，在突变基因携带者，采取常染色体显性遗传方式，从年轻时起褐色平坦的印戒细胞癌（黏膜内癌）多发于胃内，其多数集中在胃体部和前庭部的交界区域。因为本疾病的组织病理学表现、好发部位相同，因此有可能具有共同的致癌机制，目前关于未感染幽门螺杆菌印戒细胞癌散发性病例的*CDH1*基因体细胞突变和启动子区的突变、甲基化检查的研究正在进行中。

结语

据报道，作为常见病且长期占据日本人死因前列的胃癌，近年来死亡人数有所减少。这不仅是由于幽门螺杆菌感染率的降低，而且也

以除菌治疗被纳入保险条款所带来的普及为背景，这几乎是确定无疑的。迄今为止，尚未能阐明极罕见的未感染幽门螺杆菌胃癌在多大程度上可以发展成威胁生命的晚期癌。在进行本研究的初期，根据当时的胃癌治疗指南，只包括了极少数被施行幽门侧胃切除术的病例。随着本疾病的病况逐渐明确，现在可以放心地提供ESD治疗。期待今后通过进一步积累病例，阐明包括癌变的机制和向浸润癌发展的危险因素在内的真正的病理，以至于将来可以判定各个病例是否是治疗的适应证。

参考文献

[1]Kato S, Matsukura N, Tsukada K, et al. *Helicobacter pylori* infection-negative gastric cancer in Japanese hospital patients: incidence and pathological characteristics. Cancer Sci 98: 790-794, 2007.

[2]Matsuo T, Ito M, Takata S, et al. Low prevalence of *Helicobacter pylori*–negative gastric cancer among Japanese. Helicobacter 16: 415-419, 2011.

[3]Kamada T, Haruma K, Ito M, et al. Time Trends in *Helicobacter pylori* infection and atrophic gastritis over 40 years in Japan. Helicobacter 20: 192-198, 2015.

[4]青木利佳, 安田貢, 山ノ井昭, 他. 検診施設における *Helicobacter pylori* 未感染胃癌の時代的変遷. 胃と腸 49: 841-853, 2014.

[5]吉村大輔, 吉村理江, 落合利彰. 背景胃粘膜を念頭においた *Helicobacter pylori* 未感染胃癌の形態の組織学的特徴. Gastroenterol Endosc 57（Suppl 1）: 577, 2015.

[6]Yoshimura D, Yoshimura R, Mizutani T, et al. Clinical and pathological characteristics of gastric cancer without *Helicobacter pylori* infection and its background gastric mucosa. Gastroenterology 152: S260-261, 2017.

[7]吉村大輔, 吉村理江, 加藤誠也, 他. *H. pylori* 未感染胃癌—現状と未来の課題. 胃と腸 53: 658-670, 2018.

[8]藤崎順子, 山本智理子, 堀内裕介, 他. *Helicobacter pylori* 陰性未分化型早期胃癌の特徴. 胃と腸 49: 854-861, 2014.

[9]Yagi K, Nakamura A, Sekine A. Characteristic endoscopic and magnified endoscopic findings in the normal stomach without *Helicobacter pylori* infection. J Gastroenterol Hepatol 17: 39-45, 2002.

[10]鎌田智有. 胃炎の内視鏡所見総論. 春間賢（監）. 胃炎の京都分類, 改訂第2版. 日本メディカルセンター, pp 26-31, 2018.

[11]青山伸郎, 繁田さとみ, 横崎宏. 厳密なピロリ感染診断に基づくピロリ抗体6キット同時測定評価. 日ヘリコバクター会誌 21: 112-120, 2020.

[12]Horiuchi Y, Fujisaki J, Ishizuka N, et al. Study on clinical factors involved in *Helicobacter pylori*-uninfected, undifferentiated-type early gastric cancer. Digestion 96: 213-219, 2017.

[13]厚生労働省喫煙の健康影響に関する検討会（編）. 喫煙と健康 喫煙の健康影響に関する検討会報告書（平成28年8月）. pp 132-139, 2016.

[14]吉村大輔，吉村理江，加藤誠也，他．*Helicobacter pylori*未感染早期胃癌・胃腫瘍の拡大内視鏡診断．胃と腸 54: 234–245, 2019.

[15]吉村大輔，中島明彦，加藤誠也．未感染未分化型胃癌（1）．田尻久夫（監）．新しい診断基準・分類に基づいたNBI BLI LCI内視鏡アトラス．日本メディカルセンター，pp 160–161, 2016.

[16]小刀崇弘，伊藤公訓，田中信治，他．*H. pylori*未感染胃粘膜に生じる印環細胞癌．消内視鏡 32: 83–87, 2020.

[17]Yao K, Doyama H, Gotoda T, et al. Diagnostic performance and limitations of magnifying narrow–band imaging in screening endoscopy of early gastric cancer: a prospective multicenter feasibility study. Gastric Cancer 17: 669–679, 2014.

[18]Horiuchi Y, Fujisaki J, Yamamoto N, et al. Biological behavior of the intramucosal *Helicobacter pylori*–negative undifferentiated–type early gastric cancer: comparison with *Helicobacter pylori* positive early gastric cancer. Gastric Cancer 19: 160–165, 2016.

[19]Yoshimura D, Yoshimura R, Kato S, et al. Gastric Cancer without *Helicobacter pylori* infection other than gastric cardia cancer is less invasive. Gastroenterology 154（Suppl1）: S936, 2018.

[20]Guilford P, Hopkins J, Harraway J, et al. E–cadherin germline mutations in familial gastric cancer. Nature 392: 402–405, 1998.

[21]Charlton A, Blair V, Shaw D, et al. Hereditary diffuse gastric cancer: predominance of multiple foci of signet ring cell carcinoma in distal stomach and transitional zone. Gut 53: 814–820, 2004.

[22]Funakoshi T, Miyamoto S, Kakiuchi N, et al. Genetic analysis of a case of *Helicobacter pylori*–uninfected intramucosal gastric cancer in a family with hereditary diffuse gastric cancer. Gastric Cancer 22: 892–898, 2019.

[23]厚生労働省大臣官房統計情報部（編）．平成30年人口動態統計．2018.

Summary

Clinical and Pathological Characteristics of *Helicobacter pylori*–uninfected Signet–ring Cell Cancer of the Stomach ; an Analysis of Case Series

Daisuke Yoshimura[1], Rie Yoshimura[2],
Seiya Kato[3], Yusuke Kitagawa[1],
Kayoko Nakano, Nobuyoshi Takizawa,
Tomohito Chaen, Kaoru Ichida,
Sota Umetani, Toshiaki Ochiai,
Eikichi Ihara[4], Yoshihiro Ogawa

We examined all cases at our institute of gastric signet–ring cell carcinoma, which is among the characteristic types of gastric carcinoma without *H. pylori* infection. Between April 2007 and December 2019, 28 cases were encountered, 26 of which were mucosal carcinomas with characteristic white flat appearance. All cases were observed in the transition zone of the gastric body and the antrum, corresponding to the boundary between the fundic gland and pyloric gland. One typical histopathological finding shows a densely present, mucin–rich signet–ring cell carcinoma in the mucous neck region. In some cases, tumor volume increased in the lamina propria, but invasive carcinoma was rare. We consider future research to discern whether this disease has the potential to progress to invasive carcinoma following *H. pylori* infection, or if it represents a novel clinical entity as a slow–growing cancer which is independent of *H. pylori* infection.

[1]Division of Gastroenterology, Saiseikai Fukuoka General Hospital, Fukuoka, Japan.
[2]Medical Checkup Center Wellness, Fukuoka, Japan.
[3]Division of Pathology, Saiseikai Fukuoka General Hospital, Fukuoka, Japan.
[4]Medicine and Bioregulatory Science, Kyushu University, Fukuoka, Japan.

未感染幽门螺杆菌晚期胃癌的临床病理学特征

吉田 雄一朗 [1, 2]

藏原 晃一 [1]

八板 弘树

大城 由美 [3]

南 一仁 [4]

浦冈 尚平 [1]

池上 幸治

平田 敬

和智 博信

松场 瞳

摘要●本文以阐明未感染幽门螺杆菌晚期胃癌的特征为目的，在笔者所在医院所经治的病例中，筛选出除食管胃接合部癌和残胃癌以外的未感染幽门螺杆菌胃癌作为研究对象，在分类为早期胃癌和晚期胃癌的基础上，包括与早期胃癌的比较在内，回顾性研究了晚期胃癌病例的临床病理学表现。在通过内镜或外科切除的1911例胃癌中，未感染幽门螺杆菌胃癌为27例（1.4%），其中晚期的胃癌为6例（整体的0.31%）。6例的平均年龄为59.3岁，男性4例，女性2例；未见合并A型胃炎的病例。6例中有4例为未分化型癌，黏液表型为胃型占优势的胃肠混合型或胃型。肉眼分型方面，缺乏明显环堤形成的、伴有SMT样形态的3型晚期癌占4例，3例位于L区。

关键词　幽门螺杆菌　未感染幽门螺杆菌胃癌　晚期胃癌　A型胃炎

[1] 松山赤十字病院胃腸センター　〒790-8524 松山市文京町1
[2] 九州大学大学院病態機能内科学
[3] 松山赤十字病院病理診断科
[4] 同　外科

前言

　　胃癌的大部分是以幽门螺杆菌（*Helicobacter pylori*）感染胃炎为土壤发生的。但是，近年来，在日本随着幽门螺杆菌感染率的降低，以往罕见的未感染幽门螺杆菌胃癌的报道正在增加。

　　作为未感染幽门螺杆菌胃癌，文献中报道的有发生于胃底腺黏膜区的胃底腺型胃癌、见于胃底腺和幽门腺交界处的印戒细胞癌和呈树莓样外观的小凹上皮型胃癌等，其大部分为早期胃癌，关于发生于未感染幽门螺杆菌胃的晚期胃癌的报道病例很少，其临床特征不明。

　　因此，此次笔者等以阐明发生于未感染幽门螺杆菌胃的晚期胃癌的临床病理学特征为目的，研究了笔者所在医院所经治的病例。

对象和方法

　　2006年1月—2018年12月，在松山红十字医院通过内镜或外科切除，经组织病理学检查被诊断为胃癌的病例中，筛选出食管胃接合部癌和残胃癌以外的未感染幽门螺杆菌胃癌为研究对象，回顾性研究了其临床病理学表现。

　　未感染幽门螺杆菌胃癌的定义，作为狭义的发生于未感染幽门螺杆菌胃的胃癌，按照以往的报道，将满足下述全部条件的胃癌作为对象病例：①无幽门螺杆菌除菌史；②内镜检查中在胃前庭部见有无萎缩的正常黏膜，在整个胃体部见有集合细静脉的规则排列（regular arrangement of collecting venules，RAC）；③组织病理学上无炎性细胞浸润，未见萎缩及肠上皮化生；④施行临床上作为幽门螺杆菌感染诊断的血清抗体法、尿素呼气试验（urea breath test，UBT）、镜检法、粪便抗原法中的 2 种以上，其结果全部为阴性。特别是在施行外科胃切除术的病例，采用从切除标本的口侧断端到肛侧断端的小弯上切取标本，通过组织病理学检查评价幽门螺杆菌感染和萎缩/肠上皮化生的有无。

关于临床上的幽门螺杆菌感染诊断法，采用血清幽门螺杆菌抗体法［2015 年 7 月之前用 E 平板"荣研"幽门螺杆菌抗体（荣研化学公司产），2015 年 8 月以后用幽门螺杆菌 IgG "生研"（Denka 生研公司产）］、镜检法、UBT、便中抗原法进行了评价。

按照已有的文献报道，A 型胃炎的诊断标准是满足下述条件之一：①抗胃壁细胞抗体或抗内因子抗体为阳性；②病理学上见有胃体部为主的萎缩，或见有肠嗜铬样（enterochromaffinn-like ECL）细胞增生或内分泌细胞微巢（endocrine cell micronest，ECM）。另外，在合并 A 型胃炎的病例，将 3 种以上的幽门螺杆菌感染诊断法全部为阴性，无黄色瘤的病例作为未感染幽门螺杆菌胃。

胃癌的发生部位、肉眼分型、组织病理学表现的记载遵循《胃癌处理规则（第 15 版）》。关于黏液表型，根据胃型标志物（MUC5AC，MUC6）和肠型标志物（MUC2，CD10）的染色结果，分为：①胃型、②胃肠混合型、③肠型、④无法分类型等 4 种类型。

结果

经内镜或外科切除的笔者所在医院所经治的 1911 例胃癌病例中，27 例（1.4%）为未感染幽门螺杆菌胃癌。由于 27 例中有 2 例见有重复胃癌，未感染幽门螺杆菌胃癌共计为 27 例 29 个病变。

1. 未感染幽门螺杆菌胃癌（27例29个病变）的临床组织病理学表现

未感染幽门螺杆菌胃癌 27 例 29 个病变的临床组织病理学表现如**表1**所示。27 例的平均年龄为 66.5（40 ~ 77）岁，男性 16 例，女性 11 例。27 例中有 5 例（18.5%）见有 A 型胃炎的合并。

未感染幽门螺杆菌胃癌 27 例 29 个病变，根据浸润深度分为早期胃癌（21 例 23 个病变，**病例1 ~ 21**）和晚期胃癌（6 例 6 个病变，**病例 22 ~ 27**）。

21 例早期胃癌病例的平均年龄为 68.4（44 ~ 77）岁，男性 12 例，女性 9 例。21 例中有 5 例（23.8%）见有 A 型胃炎的合并。23 个病变根据组织型分为胃底腺型（gastric adenocarcinoma of fundic gland type，GAFG）11 个病变（其中**病例 8** 2 病变，**病例 9** 为异时性重复病变病例）、胃底腺黏膜型（Gastric adenocarcinoma of fundic gland mucosa type，GAFGM）4 个病变、分化型（tub1）4 个病变和未分化型（sig）4 个病变。胃底腺型及胃底腺黏膜型的大部分为长径 8 mm 以下的小病变，位于 U 区或 M 区。分化型在 L 区有 3 个病变，在 M 区有 1 个病变；未分化型在 L 区和 M 区各有 2 个病变。另外，23 个病变根据黏液表型分为胃型 19 个病变、胃肠混合型 3 个病变和无法分类型 1 个病变。浸润深度为 T1a（M）内 14 个病变、T1b1（SM1）5 个病变、T1b2（SM2）4 个病变。

27 例未感染幽门螺杆菌胃癌中，晚期胃癌 6 例（22.2%），占笔者所在医院所经治全部胃癌切除病例的 0.31%。平均年龄为 59.3（40 ~ 75）岁，男性 4 例，女性 2 例。没有发现合并 A 型胃炎的病例，所有病例均未见胃癌的家族史。在对这 6 例的外科切除标本（在小弯切入的切取标本）的组织病理学评价中，无幽门螺杆菌感染的表现，也没有发现黏膜萎缩和肠上皮化生，从所有病例可以获得与未感染幽门螺杆菌胃不矛盾的表现。以这些无萎缩的

表1 所经治未感染幽门螺杆菌胃癌（27例29个病变）的临床病理学表现

病例	年龄（岁）	性别	A型胃炎的合并	部位	长径（mm）	肉眼分型	主要组织型	黏液表型	浸润深度	早期胃癌/晚期胃癌
1	62	女性	–	U	5	0-Ⅱa	GAFG	胃型	T1a（M）	早期胃癌（21例23个病变）
2	75	男性	–	U	5	0-Ⅱa	GAFG	胃型	T1a（M）	
3	70	男性	–	M	4	0-Ⅱa	GAFG	胃型	T1b1（SM1）	
4	72	男性	–	U	8	0-Ⅱa	GAFG	胃型	T1b1（SM1）	
5	73	男性	–	U	7	0-Ⅱb	GAFG	胃型	T1b1（SM1）	
6	69	女性	–	M	4	0-Ⅱc	GAFG	胃型	T1b1（SM1）	
7	71	女性	–	U	8	0-Ⅱa	GAFG	胃型	T1b2（SM2）	
8	67	女性	–	U	2	0-Ⅱb	GAFG	胃型	T1a（M）	
				U	6	0-Ⅱb	GAFG	胃型	T1a（M）	
9	76	女性	+	M	4	0-Ⅱa	GAFG	胃型	T1a（M）	
	77			U	5	0-Ⅱa	GAFG	胃型	T1a（M）	
10	60	男性	–	U	分割切除	0-Ⅱa	GAFGM	胃型	T1a（M）	
11	74	男性	–	U	6	0-Ⅱa	GAFGM	胃型	T1b2（SM2）	
12	62	男性	–	M	12	0-Ⅱc	GAFGM	胃型	T1b2（SM2）	
13	65	男性	–	M	8	0-Ⅱc	GAFGM	胃型	T1b1（SM1）	
14	73	女性	–	L	4	0-Ⅱa	tub1	胃型	T1a（M）	
15	76	女性	–	L	8	0-Ⅱc	tub1	胃肠混合型	T1a（M）	
16	72	女性	+	L	20	0-Ⅱb	tub1	胃肠混合型	T1a（M）	
17	67	男性	+	M	12	0-Ⅱc	tub1	无法分类型	T1a（M）	
18	44	男性	–	L	6	0-Ⅱc	sig	胃型	T1a（M）	
19	62	男性	–	L	20	0-Ⅱb	sig	胃型	T1a（M）	
20	62	男性	+	M	20	0-Ⅱc	sig	胃型	T1b2（SM2）	
21	76	女性	+	M	6	0-Ⅱc	sig	胃肠混合型	T1a（M）	
22	75	女性	–	M	100	3	tub2	胃肠混合型	T4a（SE）	晚期胃癌（6例6个病变）
23	74	男性	–	U	30	3	tub2	胃型	T3（SS）	
24	61	男性	–	L	60	3	por2	胃肠混合型	T3（SS）	
25	54	男性	–	L	80	3	por2	胃肠混合型	T4a（SE）	
26	52	男性	–	U	19	5	sig	胃肠混合型	T2（MP）	
27	40	女性	–	L	90	3	por2	胃型	T4a（SE）	

GAFG：gastric adenocarcinoma of fundic gland type，胃底腺型胃腺癌；GAFGM：Gastric adenocarcinoma of fundic gland mucosa type，胃底腺黏膜型胃腺癌

黏膜为背景，肿瘤有 2 例位于 U 区，1 例位于 M 区，3 例位于 L 区。肉眼分型方面，5 例呈 3 型，1 例呈 5 型；肿瘤长径平均为 63.2（19 ~ 100）mm。组织型方面，分化型癌有 2 例，未分化型癌有 4 例；黏液表型方面，胃型占优势的胃肠混合型有 4 例，胃型有 2 例。施行外科切除后，6 例中有 2 例在术后 1 年内因原病死亡。

根据以上结果，当把早期胃癌 21 例 23 个病变和晚期胃癌 6 个病例相比较时，诊断年龄在晚期胃癌较年轻（59.3 岁 vs 68.4 岁）。A 型胃炎合并病例（5 例）全部是早期胃癌，在晚期胃癌患者未见 A 型胃炎合并病例。另外，早期胃癌的 23 个病变中有 15 个病变为胃底腺型或胃底腺黏膜型，好发于 U 区或 M 区；而晚期胃癌的 6 例中有 4 例以未分化型癌为主体，有 3 例位于 L 区。

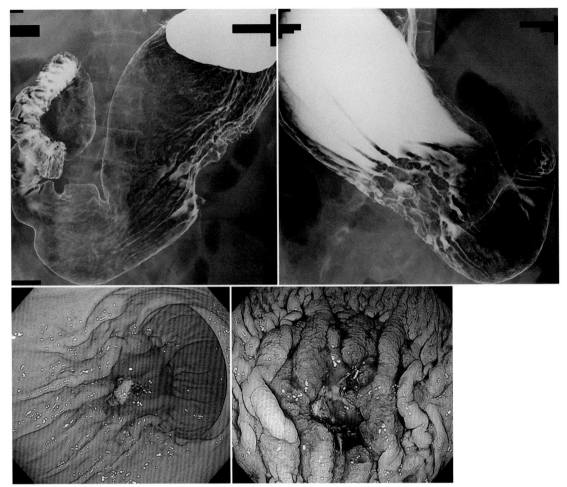

a	b
c	d

图1 ［病例22］75岁，女性。

a 胃X线背卧位双重造影正面像。

b 胃X线腹卧位双重造影正面像。在胃体中部～胃体下部大弯处见有不规则形溃疡性病变，周围呈SMT样隆起。

c 常规内镜像。

d 靛胭脂染色像。在背景黏膜未见萎缩。在胃体中部～胃体下部大弯处见有发红的不规则形溃疡性病变。病变周围的大弯皱襞肿大，大范围的SMT样隆起。在背景黏膜未见明显的萎缩。

2. 本院所经治的6例未感染幽门螺杆菌晚期胃癌（病例22～27）的病例展示

［病例22，图1］ 75岁，女性。

在胃X线造影检查（图1a，b）中，前庭部、胃体部的黏膜面上无凹凸；胃体部大弯的皱襞未见肿大、蛇行，为与未感染幽门螺杆菌胃不矛盾的表现。从胃体中部到胃体下部大弯见有呈黏膜下肿瘤（submucosal tumor，SMT）样隆起的不规则形溃疡性病变。在上消化道内镜检查（esophagogastroduodenoscopy，EGD；图1c，d）中，在胃体部/前庭部的黏膜未见萎缩，在整个胃体部都可以观察到 RAC。另外，在胃体下部大弯见有发红的不规则形溃疡性病变。溃疡周围的大弯皱襞肿大，大范围地呈 SMT 样隆起。幽门螺杆菌感染诊断，镜检法、UBT、血清抗体法、粪便抗原法全部为阴性。在通过幽门侧胃切除术得到的切除标本（图1e，f）上，在胃体中部大弯见有 3 型晚期胃癌的表

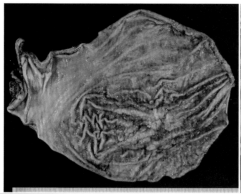
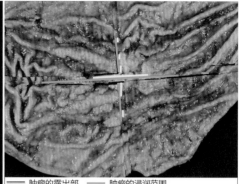

━━ 肿瘤的露出部　━━ 肿瘤的浸润范围

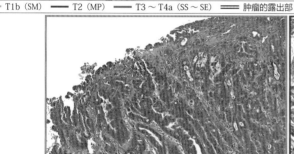

━━ T1b（SM）　━━ T2（MP）　━━ T3～T4a（SS～SE）　━━ 肿瘤的露出部　▨ 黏膜内病变　▧ 肿瘤的浸润范围

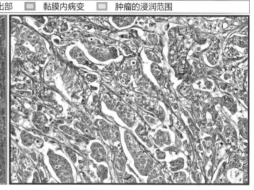

e	f
g	
h	i

图1 ［病例22］

e 幽门侧胃切除术的固定标本像。

f 病变部的放大像（标测）。肿瘤在溃疡面露出，超出溃疡面广泛浸润。

g 切除标本微距像。在溃疡边缘伴有黏膜内病变。在溃疡面一部分一直浸润至SE，在长轴方向引起广泛黏膜下浸润。

h g的橙色框部分放大像（HE染色，×10）。肿瘤是以tub2为主体的病变，在溃疡边缘tub2成分向内腔露出。

i g的红框部分放大像（HE染色，×20）。在肿瘤深部还混有por2。

现。通过组织病理学检查发现，肿瘤是以无萎缩的黏膜为背景的混合有非充实型低分化腺癌（por2）的中分化型管状腺癌（tub2）为主体的病变（**图1g～i**）。肿瘤在溃疡面及边缘向腔内露出，在溃疡的周围也见有水平方向的广泛黏膜下浸润。肿瘤在溃疡面一部分浸润至浆膜，伴有淋巴管浸润（Ly1c）、静脉浸润（V1b）、淋巴结转移（N3a）。在免疫组织化学染色中，

MUC5AC、MUC6、CD10 为阳性，MUC2 为阴性，黏液表型呈胃型占优势的胃肠混合型。另外，本病例的患者在手术12个月后因原病死亡。

［病例23］ 74 岁，男性。

在 EGD 中，在胃体部／前庭部的黏膜未见萎缩，整体上可以观察到 RAC，但在胃穹隆部大弯见有发红的不规则形溃疡性病变，病变周围呈黏膜下肿瘤样隆起。幽门螺杆菌感染诊断，

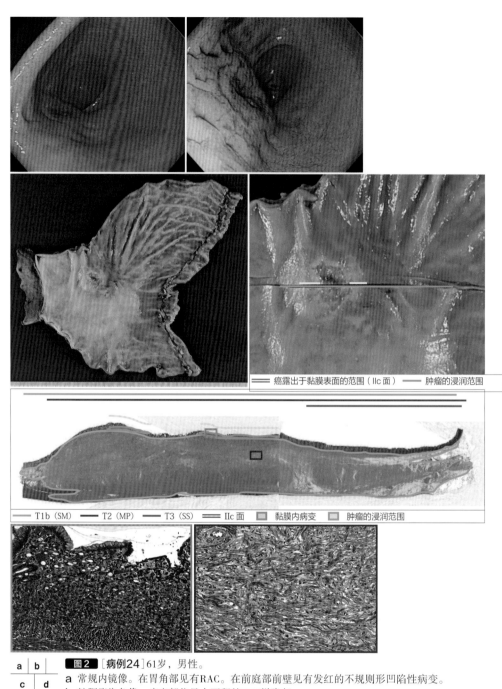

—— 癌露出于黏膜表面的范围（IIc面）　—— 肿瘤的浸润范围

—— T1b（SM）　—— T2（MP）　—— T3（SS）　▬ IIc面　▢ 黏膜内病变　▢ 肿瘤的浸润范围

a	b
c	d
	e
f	g

图2 [**病例24**] 61岁，男性。

a 常规内镜像。在胃角部见有RAC。在前庭部前壁见有发红的不规则形凹陷性病变。

b 靛胭脂染色像。病变部位呈大面积的SMT样隆起。

c 幽门侧胃切除术的固定标本像。

d 病变部的放大像（标测）。在凹陷周围见有Ⅱc面；肿瘤在长轴方向广泛浸润。

e 切除标本微距像。在凹陷边缘见有Ⅱc面，但在凹陷面的表面没有发现肿瘤的露出。另外，肿瘤在长轴方向引起向深于MP的广泛浸润，在肿瘤口腔侧一直浸润至SS。

f e的橙框部分放大像（HE染色，×20）。凹陷周围的黏膜内病变为por2 + sig。

g e的红框部分放大像（HE染色，×20）。肿瘤深部以por2为主体。

镜检法、UBT、血清抗体法全部为阴性。在通过胃全切除术得到的切除标本上，在胃穹隆部大弯见有 3 型晚期胃癌的表现。通过组织病理学检查，肿瘤是以无萎缩的黏膜为背景的高分化型管状腺癌(tub1)和以混有乳头状腺癌(pap)的 tub2 为主体的病变，一直浸润至浆膜下组织。虽然见有静脉浸润（V1a），但未见淋巴管浸润及淋巴结转移。在免疫组织化学染色中，MUC5AC、MUC6 为阳性，CD10、MUC2 为阴性，呈胃型黏液表型。

[病例 24，图 2]　61 岁，男性。

在内镜检查（图 2a，b）中，在胃体部和前庭部的黏膜上未见萎缩，整体上可以观察到 RAC。在前庭部前壁见有不规则形凹陷性病变，周围的黏膜大范围呈 SMT 样隆起。幽门螺杆菌感染诊断，镜检法、血清抗体法均为阴性。在通过幽门侧胃切除术得到的切除标本（图 2c，d）上，在前庭部前壁中心发现了 3 型晚期胃癌。病变在口侧黏膜下浸润明显，伴有皱襞集中。通过组织病理学检查（图 2e ~ g），肿瘤是包含印戒细胞癌（sig）的 por2 为主体的病变，在凹陷面周围见有 Ⅱ c。另外，凹陷面的表面被再生上皮所覆盖，未见肿瘤向腔内的露出。肿瘤一直浸润至浆膜下组织，见有静脉浸润（V1a），但未见淋巴管浸润和淋巴结转移。在免疫组织化学染色中，MUC5AC、CD10 为阳性，MUC6、MUC2 为阴性，呈胃型占优势的胃肠混合型的黏液表型。

[病例 25，图 3]　54 岁，男性。

在内镜检查（图 3a，b）中，在胃体部 / 前庭部的黏膜未见萎缩，整体上可以观察到 RAC。从胃角部到前庭部的小弯见有不规则形溃疡性病变；病变的大弯侧呈 SMT 样隆起。幽门螺杆菌感染诊断，镜检法、血清抗体法均为阴性。在通过幽门侧胃切除术得到的切除标本（图 3c，d）上，以前庭部前壁为中心见有 3 型晚期胃癌。病变在大弯侧和前壁侧伴有 SMT 样隆起。通过组织病理学检查（图 3e ~ g），肿瘤是以混有 tub2 和 tub1 的 por2

为主体的病变；在溃疡的边缘部见有 Ⅱ c（黏膜内病变），但广泛黏膜下浸润。肿瘤一直浸润至浆膜，见有淋巴管浸润（Ly1c）、脉管浸润（V1b）、淋巴结转移（N3b）。在免疫组织化学染色中，MUC5AC、MUC6、CD10 为阳性，MUC2 为阴性，呈胃型占优势的胃肠混合型黏液表型。本病例的患者在手术 6 个月后因原病死亡。

[病例 26，图 4]　52 岁，男性。

在胃 X 线造影检查（图 4a）中，在胃穹隆部大弯见有颗粒状的平板状隆起性病变。在 EGD（图 4b，c）中，在胃体部 / 前庭部的黏膜未见萎缩，整体上可以观察到 RAC，但在胃穹隆部大弯后壁见有发红、比较平坦的颗粒状隆起性病变。幽门螺杆菌感染诊断，镜检法、UBT、血清抗体法、便中抗原法均为阴性。在通过胃全切除术得到的切除标本（图 4d，e）上，在胃穹隆部大弯见有伴轻度发硬表现的颗粒状平板状的隆起性病变。通过组织病理学检查（图 4f ~ h），病变是以混有 por2 的 sig 为主体的病变。在病变口侧广泛向黏膜下浸润，一部分一直浸润至固有肌层，但未发现淋巴管浸润、脉管浸润及淋巴结转移。在免疫组织化学染色中，MUC5AC、MUC6、CD10 为阳性，MUC2 为阴性，呈胃型占优势的胃肠混合型黏液表型。

[病例 27，图 5]　40 岁，女性。

在内镜检查（图 5a ~ d）中，在胃体部 / 前庭部的黏膜未发现萎缩，整体上可以观察到 RAC，但在前庭部小弯见有不规则溃疡性病变，在溃疡的边缘见有 Ⅱ c。病变以溃疡为中心呈 SMT 样隆起。幽门螺杆菌感染诊断，镜检法、UBT、血清抗体法、粪便抗原法全部为阴性。在通过幽门侧胃切除术得到的切除标本（图 5e，f）上，为周围的 SMT 样隆起明显的 3 型晚期胃癌的表现。通过组织病理学检查（图 5g ~ j），肿瘤是混有 sig 和 tub2 的以 por2 为主体的病变，在溃疡边缘和糜烂部位见有黏膜内病变。肿瘤广泛浸润于黏膜下，沿固有肌层一直浸润至乍一看被认为是正常的十二指肠球

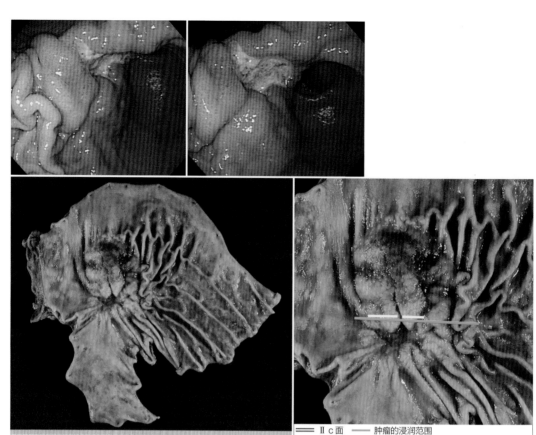

━━━ Ⅱc面 ━━━ 肿瘤的浸润范围

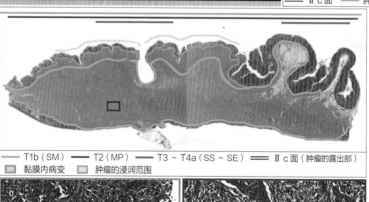

━━━ T1b（SM） ━━━ T2（MP） ━━━ T3～T4a（SS～SE） ═══ Ⅱc面（肿瘤的露出部）
■ 黏膜内病变 ■ 肿瘤的浸润范围

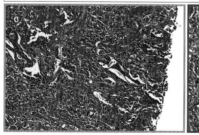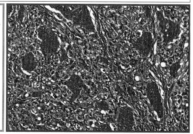

a	b
c	d
e	
f	g

图3 ［**病例25**］54岁，男性。

a,b 常规内镜像。从胃角部到前庭部小弯前壁见有不规则形的溃疡性病变。病变的大弯侧呈SMT样隆起。

c 幽门侧胃切除术的固定标本像。

d 病变部的放大像（标测）。在溃疡的边缘见有Ⅱc，见有黏膜内病变，但肿瘤越过该部广泛浸润，呈SMT样。

e 切除标本微距像。肿瘤在SM和MP向长轴方向广泛浸润，一部分一直浸润至SE。

f e的橙框部分放大像（HE染色，×10）。在肿瘤表层见有tub2。

g e的红框部分放大像（HE染色，×20）。肿瘤是以por2为主体的病变，在固有肌层内广泛浸润。

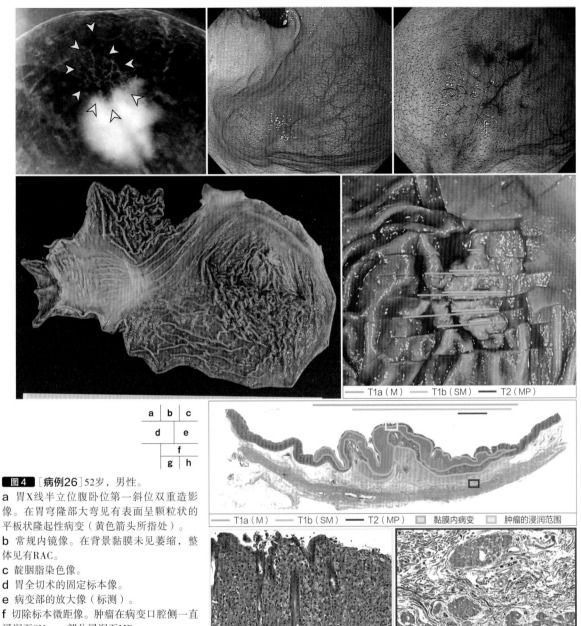

a	b	c
d	e	
	f	
g	h	

图4 [病例26] 52岁，男性。

a 胃X线半立位腹卧位第一斜位双重造影像。在胃穹隆部大弯见有表面呈颗粒状的平板状隆起性病变（黄色箭头所指处）。

b 常规内镜像。在背景黏膜未见萎缩，整体见有RAC。

c 靛胭脂染色像。

d 胃全切术的固定标本像。

e 病变部的放大像（标测）。

f 切除标本微距像。肿瘤在病变口腔侧一直浸润至SM，一部分浸润至MP。

g f的黄框部分放大像（HE染色，×20）。黏膜内为以sig为主体的病变，并混杂着por2。

h f的红框部分放大像（HE染色，×20）。在肿瘤口腔侧，por2成分一直浸润至MP。

部。肿瘤一直浸润至浆膜，未发现静脉浸润，但见有淋巴管浸润（Ly1a）及淋巴结转移（N3a）。在免疫组织化学染色中，MUC5AC、MUC6为阳性，CD10、MUC2为阴性，呈胃型黏液表型。

讨论

过去，以幽门螺杆菌感染胃炎为背景发生的胃癌占大半，但近年来散见有未感染幽门螺杆菌胃癌的报道。据报道，日本的未感染幽门

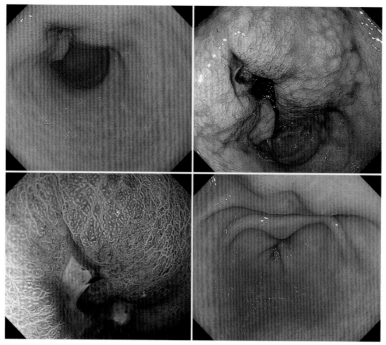

图5 [病例27] 40岁，女性。
a 常规内镜像。在前庭部小弯见有不规则形的溃疡性病变。
b 靛胭脂染色像。溃疡性病变的周围呈SMT样隆起。
c NBI像。在溃疡的边缘见有Ⅱc面。
d 常规内镜像。在溃疡的肛门侧附近的SMT样隆起上还发现了糜烂。

螺杆菌胃癌的比例占全部胃癌的0.42%～3.6%左右。在本研究中，未感染幽门螺杆菌胃癌占全部胃癌的1.4%，为与上述报道一致的结果。随着未感染幽门螺杆菌者的增加和未感染幽门螺杆菌胃癌知识的普及所带来的内镜诊断能力的提高以及诊断仪器的进步，预计今后报道的病例也会增加。

日本报道的大部分未感染幽门螺杆菌胃癌病例是早期胃癌，晚期胃癌的报道很少，但在统计未感染幽门螺杆菌胃癌的研究中有包括晚期胃癌的报道（表2）。根据九嶋等的报道，在采用新悉尼系统（updated Sydney system）评价黏膜萎缩和幽门螺杆菌感染状态时，在内镜下整块切除的87例胃癌和外科切除的445例胃癌中，16例（3.0%）发生于幽门螺杆菌阴性/非萎缩性胃黏膜，其中9例（1.7%）为晚期胃癌（分化型晚期胃癌1例，未分化型晚期胃癌8例）。根据Kato等的报道，当把除菌后及胃切除后的病例除外，通过幽门螺杆菌血清抗体效价、胃蛋白酶法、组织病理学评价进行幽门螺杆菌感染诊断时，748例胃癌中有15例（2.0%）为未感染幽门螺杆菌胃癌，其中10

例（1.3%）为晚期胃癌（分化型2例，未分化型8例）。另外，根据Matsuo等报道，当采用幽门螺杆菌血清抗体效价、内镜下萎缩的有无、胃体部及前庭部活检的组织学萎缩的有无、UBT或快速尿素酶试验、胃蛋白酶法评价幽门螺杆菌感染状态时，内镜切除或外科切除的3,161例中有21例（0.66%）为未感染幽门螺杆菌胃癌，其中有4例（0.12%）为国际抗癌联盟（Union for International Cancer Control，UICC）Ⅱ～Ⅳ期。吉村等报道，满足未感染幽门螺杆菌胃癌全部条件（①内镜下具有RAC等未感染幽门螺杆菌胃的特征；②无除菌史；③幽门螺杆菌IgG抗体阴性，且UBT、粪便抗原检查、快速尿素酶试验、活检组织培养法、镜检法中有1项以上全部为阴性；④组织学上无萎缩；⑤在食管胃接合部癌中除外明显的Barrett腺癌）的病例有50例，其中9例是包括食管胃接合部在内的晚期胃癌。另外，作为发生于食管胃接合部以外的未感染幽门螺杆菌晚期胃癌，报道了胃体部的4型胃癌和胃前庭部大弯的3型胃癌这2例。如上所述，关于未感染幽门螺杆菌晚期胃癌所占的比例，在日本报

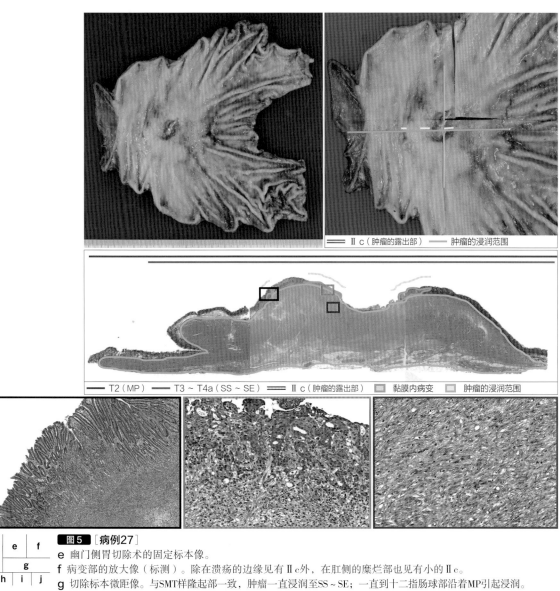

图5 ［病例27］

e 幽门侧胃切除术的固定标本像。

f 病变部的放大像（标测）。除在溃疡的边缘见有Ⅱc外，在肛侧的糜烂部也见有小的Ⅱc。

g 切除标本微距像。与SMT样隆起部一致，肿瘤一直浸润至SS～SE；一直到十二指肠球部沿着MP引起浸润。

h g的黑框部分放大像（HE染色，×4）。溃疡肛门侧的糜烂部扩大。sig＋por2病变一直浸润至被覆上皮的正下方。

i g的橙框部分放大像（HE染色，×20）。肿瘤表层为tub2，在深部过渡到por2＋sig。

j g的红框部分放大像（HE染色，×20）。在肿瘤深部，以por2为主体的肿瘤大范围浸润。

表2 未感染幽门螺杆菌晚期胃癌的多个病例报道

| 报道者 | 报道（年） | 未感染幽门螺杆菌的诊断方法 | | | | | | | | | 对象胃癌病例数 | 未感染幽门螺杆菌胃癌病例数（比例） | 未感染幽门螺杆菌晚期胃癌病例数（比例） |
		除菌史	血清抗体	PG法	UBT	便中抗原	RUT	内镜下萎缩评价	组织学评价	活检培养			
九嶋等	2007								○		532	16（3.0%）	9（1.7%）
Kato等	2007	○	○	○					○		748	15（2.0%）	10（1.3%）
Matsuo等	2011		○	○	△		△	○	○		3161	21（0.66%）	4（0.12%）
吉村等	2018	○	○	○	○	○	○	○	○		50		9
Yoon等	2011	○	○						○	○	627	34（5.4%）	19（3.0%）
Kim等	2016	○	○	○			○		○	○	705	28（4.0%）	11（1.6%）

UBT：尿素呼气试验；RUT：快速尿酶试验；PG法：胃蛋白酶原法。

△：施行UBT或RUT。

表3 未感染幽门螺杆菌晚期胃癌的临床病理学表现（包括已有报道）

报道者	年龄（岁）	性别	除菌史	血清抗体	PG法	UBT	便中抗原	RUT	内镜下萎缩评价	组织学评价	分化型/未分化型	组织型	黏液表型	所在位置	肉眼分型	长径（mm）	浸润深度	Ly	V	淋巴结转移	远处转移
经治[病例22]	75	女性	○	○	○	○	○		○	○	分化型	tub2>por	混合型	M	3	100	T4a（SE）	Ly1c	V1b	N3a	M0
经治[病例23]	74	男性	○	○	○	○	○		○	○	分化型	tub2>tub1>pap	胃型	U	3	30	T3（SS）	Ly0	V1a	N0	M0
经治[病例24]	61	男性	○	○			○		○	○	未分化型	por2>sig	混合型	L	3	60	T3（SS）	Ly0	V1a	N0	M0
经治[病例25]	54	男性	○	○			○		○	○	未分化型	por2>tub2>tub1	混合型	L	3	80	T4a（SE）	Ly1c	V1b	N3b	M1
经治[病例26]	52	男性	○	○			○		○	○	未分化型	sig>por2	混合型	U	5	19	T2（MP）	Ly0	V0	N0	M0
经治[病例27]	40	女性	○	○			○	○	○	○	未分化型	por2>sig>tub2	胃型	L	3	90	T4a（SE）	Ly1a	V0	N3a	M0
德竹等	40多岁	女性	○	○				○	○	○	未分化型	por2>sig	混合型	L	5	30	T3（SS）	Ly0	V1b	N0	M0
Okano等	78	女性	○	○	○			○	○	○	未分化型	por2>sig		L	4	40	T4a（SE）	Ly0	V1a	N0	M0
田崎等	52	女性	○	○	○			○	○	○	未分化型	por2>sig	混合型	M	IIc样	15	T2（MP）	Ly0	V0	N0	M0
九嶋等	71	男性								○	分化型	pap	肠型								
	82	女性								○	未分化型	sig>por	混合型								
	43	女性								○	未分化型	sig>por	混合型								
	79	男性								○	未分化型	por2>sig	混合型								
	60	女性								○	未分化型	sig	胃型								
	50	男性								○	未分化型	sig=por	胃型								
	41	女性								○	未分化型	sig	混合型								
	68	女性								○	未分化型	por>sig	混合型								
	61	男性								○	未分化型	sig>por	混合型								
Kato等	56	男性	○	○	○					○	未分化型	sig	胃型								
	34	女性	○	○	○					○	未分化型	sig	胃型								
	59	女性	○	○	○					○	未分化型	sig	胃型								
	67	男性	○							○	分化型	tub2	不能分类型								
	72	男性	○							○	未分化型	muc	混合型								
	77	男性	○							○	未分化型	sig	混合型								
	46	男性	○							○	未分化型	muc	混合型								
	67	男性	○							○	分化型	tub2	肠型								
	59	女性	○							○	未分化型	sig	胃型								

PG法：胃蛋白酶原法；UBT：尿素呼气试验；RUT：快速尿酶试验。

表4 A型胃炎合并晚期胃癌的日本报道病例

| 报道者 | 报道年 | 年龄（岁） | 性别 | 恶性贫血合并 | 幽门螺杆菌感染状态 | 胃癌 | | | | 治疗 |
						组织型	部位	肉眼分型	浸润深度	
冈本等	1982	52	女性	有	无记载	por	U	2	深于T（SS）	贲门侧胃切除术
永野等	1983	66	男性	有	无记载	tub2	M	3	T3（SS）	胃全切除术
春间等	1988	73	男性	有	无记载	无记载	L	1	无记载	未施行手术
高桥等	2003	74	女性	有	无记载	tub2	M	3	深于T（SS）	幽门侧胃切除术
八板等	2019	72	男性	有	未感染或曾感染	SCC	U	2	T3（SS）	胃全切除术

SCC：squamous cell carcinoma，鳞状细胞癌。

道为0.12%～1.6%，本研究的0.31%是与上述报道一致的比例。

作为国外的关于未感染幽门螺杆菌胃癌的报道（**表2**），Yoon等报道，当采用包括Giemsa染色在内的组织病理学检查、快速脲素酶试验、活检组织培养、幽门螺杆菌血清抗体效价、除菌史的问诊、胃蛋白酶法评价幽门螺杆菌感染状态时，627例胃癌病例中34例（5.4%）为未感染幽门螺杆菌胃癌，其中19例（3.0%）为晚期胃癌。另外，Kim等报道，当采用组织病理学检查、快速尿素酶试验、活检组织培养、幽门螺杆菌血清抗体效价、除菌史的问诊、胃蛋白酶法评价幽门螺杆菌感染状态时，705例胃癌中有28例（4.0%）为未感染幽门螺杆菌胃癌，11例（1.6%）为TNM分类中的Ⅱ～Ⅳ期。虽然都是来自韩国的报道，但是与日本的报道相比，未感染幽门螺杆菌胃癌的发生比例和晚期胃癌所占的比例稍高（**表2**）。

为了进行关于未感染幽门螺杆菌晚期胃癌的临床病理学研究，在日本《医学中央杂志》上，除会议录外，以"未感染幽门螺杆菌"和"晚期胃癌"，以及"幽门螺杆菌阴性"和"晚期胃癌"为关键词进行检索。其结果，记载有相当于食管胃接合部癌以外的未感染幽门螺杆菌晚期胃癌的各种临床病理学表现的报道病例为21例。6例本院所经治病例和这21例合起来共计27例的临床病理学表现如**表3**所示。

27例未感染幽门螺杆菌晚期胃癌的平均年龄为60.7（40～82）岁，其中男性14例，女性13例。组织型方面，在27例中有22例为未分化型癌。黏液表型方面，在有记载的25例中胃肠混合型为14例，数量最多；其次是胃型8例、肠型2例、无法分类型1例。关于病变的详细情况，在总结有记载的9例病例时，病变的存在部位为U区2例，M区2例，L区5例。肉眼分型在9例中以3型最多，为5例，其次是5型2例，4型和0-Ⅱc型各1例；肿瘤长径平均为51.6（15～100）mm。浸润深度方面，有4例浸润至SE，3例浸润至SS，2例浸润至MP；转移方面，有3例伴有至N3的淋巴结转移，其中1例见有远处转移。

尤其是关于未感染幽门螺杆菌晚期胃癌的肉眼形态，当结合笔者所在医院所经治病例和报道病例进行分析时，本院所经治病例6例中有4例与肿瘤的黏膜下浸润的范围相比，露出部分较少，呈无明显环堤形成的、SMT样隆起明显的形态。德竹等所报道病例的形态记载为5型，但病变为前庭部后壁的SMT样隆起，在中心见有不规则形溃疡，在其附近伴有0-Ⅱc病变，与笔者所在医院所经治病例［**病例27**］的形态极为相似。另外，Okano等所报道的病例，呈从幽门部到十二指肠球部不伴有溃疡的全周性壁肥厚/狭窄，肿瘤的露出部分极小。如上所述，当以笔者所在医院所经治病例及报道病例为基础进行分析时，肿瘤在水平方向广泛黏膜下浸润，许多病例呈无明显环堤形成的、伴有 SMT 样隆起的 3 型至 5 型晚期胃癌的形态。这一点是否是未感染幽门螺杆菌晚期胃癌的形态特征，虽然需要进一步积累病例进行研究，但已经有人指出在除菌后胃癌有低异型度上皮或非肿瘤性上皮覆盖肿瘤表层的趋势，其机制虽然尚不清楚，但在未感染幽门螺杆菌晚期胃癌也可能有类似的现象发生。

近年来，作为胃癌发生的土壤，A 型胃炎正在受到人们的关注。据报道，A 型胃炎的胃癌合并率为 1% ~ 3%，其中绝大部分为早期胃癌。关于日本的报道，当在《医学中央杂志》除会议录外，以"A 型胃炎（自身免疫性胃炎）"和"胃癌"以及"恶性贫血"和"胃癌"为关键词进行检索时，合并 A 型胃炎的晚期胃癌的报道，如果除去食管胃连接部癌的话，包括笔者所在科室曾报道的病例在内只有 5 例（**表 4**）。笔者所在科室曾报道的病例为发生于胃体中上部前壁的 2 型晚期胃癌（鳞状细胞癌），虽然是幽门螺杆菌阴性，但由于见有黄色瘤，不符合本研究的未感染的定义。其他 4 例分别为 3 型晚期胃癌 2 例，1 型及 2 型晚期胃癌各 1 例，但没有关于幽门螺杆菌感染诊断的记载。

作为来自欧美的关于 A 型胃炎合并病例的报道，Zhang 等报道，在排除了幽门螺杆菌感染病例和前庭部病理学表现不明病例后的 320 例 A 型胃炎患者中发现有 6 例胃癌，其中 3 例是晚期胃癌。另外，Weise 等报道，将组织病理学表现、血清学表现、抗 Cag A 抗体、除菌史等全部为阴性的情况下定义为幽门螺杆菌阴性，28 例 A 型胃炎合并病例中有 14 例为幽门螺杆菌阴性胃癌，并且 28 例中 14 例为早期胃癌。这两篇论文均没有明确记载在未感染幽门螺杆菌胃癌中是否包括晚期胃癌。像这样，关于 A 型胃炎合并病例的报道，多没有记载幽门螺杆菌感染的有无，而大部分是早期胃癌，晚期胃癌的报道止于少数病例。在本研究中，27 例未感染幽门螺杆菌胃癌中在 5 例（18.5%）见有 A 型胃炎的合并，但均为早期胃癌病例，在晚期胃癌病例中未见合并 A 型胃炎，笔者认为这也与前述的在合并 A 型胃炎病例的中晚期胃癌少的报道相一致。

作为未感染幽门螺杆菌胃癌，除了以 A 型胃炎为背景的胃癌以外，还有胃底腺型胃癌、胃底腺黏膜型胃癌、见于胃底腺和幽门腺交界处的印戒细胞癌、呈白色扁平隆起或树莓样外观的小凹上皮型胃癌、弥漫性遗传性胃癌、发生于家族性大肠腺瘤病的胃癌、合并于胃底腺息肉病的胃癌等多种多样的报道。这些报道也几乎都是早期胃癌，哪种类型容易发展为晚期胃癌尚不明确。在研究的所经治病例和报道病例共计 27 例晚期胃癌中没有发现合并息肉病的病例，是来源于上述哪种类型的晚期胃癌尚不明确，但在 27 例中没有发现被分类为所谓的低异型度胃癌的胃底腺型 / 胃底腺黏膜型胃癌和小凹上皮型胃癌等组织的病例。另一方面，在 27 例中未分化型癌占了 22 例，因为其中 19 例含有印戒细胞癌的成分，因此有可能这些未感染幽门螺杆菌晚期胃癌的多数是来源于印戒细胞癌。

作为本研究的局限性有以下几方面：是一项回顾性研究；尽管试图尽可能正确地筛选出未感染幽门螺杆菌胃癌，但不能完全否定含有幽门螺杆菌曾感染病例的可能性；由于是只研究内镜切除或外科切除的胃癌病例，有可能不含有只施行了化疗和保守疗法的未感染幽门螺杆菌胃癌；另外，在 A 型胃炎，即便是在通过各种感染诊断被诊断为幽门螺杆菌阴性的情况下，往往也很难严格区分未感染和曾感染。

如上所述，在笔者所在研究中将 27 例未感染幽门螺杆菌胃癌分为早期胃癌 21 例（23 个病变）和晚期胃癌 6 例。当比较两者时，A 型胃炎合并病例（5 例）全部为早期胃癌，而在晚期胃癌中未见 A 型胃炎合并病例。另外，在早期胃癌 23 个病变中有 15 例为胃底腺型或胃底腺黏膜型，而在晚期胃癌 6 例中有 4 例以未分化型癌为主体。还有，在晚期胃癌病例见有呈无明显环堤形成的、伴有 SMT 样形态的不规则形溃疡性病变的趋势。特别是未分化型癌较多，这是与报道的病例一致的表现。为了阐明未感染幽门螺杆菌胃癌的自然史，笔者认为今后仍有必要积累包括晚期胃癌在内的病例，进行进一步的研究。

结语

在本文中，基于本院所经治的病例，回顾性地研究了未感染幽门螺杆菌晚期胃癌的临床病理学表现。在 27 例未感染幽门螺杆菌胃癌中有 6 例为晚期胃癌，占全部胃癌切除病例的 0.31%。6 例中有 4 例的组织型以低分化腺癌为主体，呈无明显环堤形成的、伴有 SMT 样形态的不规则形溃疡性病变。

在未感染幽门螺杆菌胃癌中，关于晚期胃癌的报道很少，期待在考虑未感染幽门螺杆菌胃癌的自然史的基础上，今后仍进行进一步的研究。

参考文献

[1]Uemura N, Okamoto S, Yamamoto S, et al. *Helicobacter pylori* infection and the development of gastric cancer. N Engl J Med 345: 784–789, 2001.

[2]Ueyama H, Yao T, Nakashima Y, et al. Gastric adenocarcinoma of fundic gland type (chief cell pre-dominant type): proposal for a new entity of gastric adenocarcinoma. Am J Surg Pathol 34: 609–619, 2010.

[3]八尾隆史，上山浩也，九嶋亮治，他．新しいタイプの胃癌—胃底腺型胃癌：臨床病理学的特徴と発育進展様式および悪性度．胃と腸 45: 1192–1202, 2010.

[4]田邊寛，岩下明德，池田圭祐，他．胃底腺型胃癌の病理組織学的特徴．胃と腸 50: 1469–1479, 2015.

[5]八板弘樹，蔵原晃一，大城由美，他．胃底腺型胃癌の臨床的特徴—X線・内視鏡所見を中心に．胃と腸 50: 1493–1506, 2015.

[6]藤原昌行，八尾建史，今村健太郎，他．胃底腺型胃癌と胃底腺粘膜型胃癌の通常内視鏡・NBI併用拡大内視鏡所見．胃と腸 50: 1548–1558, 2015.

[7]Horiuchi Y, Fujisaki J, Yamamoto N, et al. Biological behavior of the intramucosal *Helicobacter pylori*-negative undifferentiated-type early gastric cancer: comparison with *Helicobacter pylori*-positive early gastric cancer. Gastric Cancer 19: 160–165, 2016.

[8]藤崎順行，山本智理子，堀内裕介，他．*Helicobacter pylori*陰性未分化型早期胃癌の特徴．胃と腸 49: 854–861, 2014.

[9]堀内裕介，藤崎順行，山本智理子，他．未分化型癌—印環細胞癌：*H. pylori*未感染例と現感染例・除菌例の比較．胃と腸 55: 42–49, 2020.

[10]上山浩也，八尾隆史，谷田貝昂，他．胃型の腺癌．胃と腸 55: 67–82, 2020.

[11]Ono S, Kato M, Suzuki M, et al. Frequency of *Helicobacter pylori*-negative gastric cancer and gastric mucosal atrophy in a Japanese endoscopic submucosal dissection series including histological, endoscopic and serological atrophy. Digestion 86: 59–65, 2012.

[12]Matsuo T, Ito M, Takata S, et al. Low prevalence of *Helicobacter pylori*-negative gastric cancer among Japanese. Helicobacter 16: 415–419, 2011.

[13]Kakinoki R, Kushima R, Matsubara A, et al. Re-evaluation of histogenesis of gastric carcinomas: a comparative histopathological study between *Helicobacter pylori*-negative and *H. pylori*-positive cases. Dig Dis Sci 54: 614–620, 2009.

[14]Kato S, Matsukura N, Tsukada K, et al. *Helicobacter pylori* infection-negative gastric cancer in Japanese hospital patients: Incidence and pathological characteristics. Cancer Sci 98: 790–794, 2007.

[15]八板弘樹，蔵原晃一，川崎啓祐，他．*Helicobacter pylori*陰性分化型胃癌の臨床病理学的特徴—臨床の立場から．胃と腸 49: 863–873, 2014.

[16]八板弘樹，蔵原晃一，大城由美，他．A型胃炎に合併した胃癌症例の特徴．胃と腸 54: 1025–1034, 2019.

[17]日本胃癌学会（編）．胃癌取扱い規約，第15版．金原出版，2017.

[18]八尾隆史，椛島章，上月俊夫，他．胃型分化型腺癌—新しい抗体を用いた免疫染色による癌の形質判定．胃と腸 34: 477–485, 1999.

[19]青木利佳，安田貢，山ノ井昭，他．検診施設における*Helicobacter pylori*未感染胃癌の時代的変遷．胃と腸 49: 841–853, 2014.

[20]九嶋亮治，松原亜季子，柿木里枝，他．*Helicobacter pylori*陽性胃癌と陰性胃癌の比較—病理の立場から：*H. pylori*陰性・非萎縮性粘膜に通常型胃癌は発生するのか．胃と腸 42: 967–980, 2007.

[21]吉村大輔，吉村理江，加藤誠也，他．*H. pylori*未感染胃癌—現状と未来の課題．胃と腸 53: 658–670, 2018.

[22]Yoon H, Kim N, Lee HS, et al. *Helicobacter pylori*-negative gastric cancer in South Korea: incidence and clinicopathologic characteristics. Helicobacter 16: 382–388, 2011.

[23]Kim HJ, Kim N, Yoon H, et al. Comparison between resectable *Helicobacter pylori*-negative and -positive gastric cancers. Gut and Liver 10: 212–219, 2016.

[24]德竹康二郎，佐藤幸一，宮島正行，他．大きな粘膜下腫瘍様の形態を呈した*Helicobacter pylori*陰性未分化型胃癌の1例．胃と腸 52: 1331–1338, 2017.

[25]Okano A, Kato S, Ohana M. *Helicobacter pylori*-negative gastric cancer: advanced-stage undifferentiated adenocarcinoma located in the pyloric gland area. Clin J Gastroenterol 10: 13–17, 2017.

[26]田崎修平，平澤俊明．術前に早期胃癌と診断した*H. pylori*陰性進行胃癌の1例．Prog Dig Endosc 85: 80–81, 2014.

[27]Ito M, Tanaka S, Takata S, et al. Morphological changes in human gastric tumours after eradication therapy of *Helicobacter pylori* in a short-term follow up. Aliment Pharmacol Ther 21: 559–566, 2005.

[28]Saka A, Yagi K, Nimura S. Endoscopic and histological features of gastric cancers after successful *Helicobacter pylori* eradication therapy. Gastric Cancer 19: 524–530, 2016.

[29]Hori K, Watari J, Yamasaki T, et al. Morphological characteristics of early gastric neoplasms detected after *Helicobacter pylori* eradication. Dig Dis Sci 61: 1641–

1651, 2016.

[30]Fenoglio-Preiser CM, Noffsinger AE, Stemmermann GN, et al
（ed）. Gastrointestinal Pathology: An Atlas and Text, 3rd
ed. Lippincott Williams and Wilkins, Philadelphia, p 188,
2007.

[31]岡本洋，小原剛，郡山栄次郎．悪性貧血に陥凹型胃癌
および甲状腺機能低下症を合併した1例．Gastroenterol
Endosc　24: 104-108, 1982.

[32]永野功，青山邦夫，倉根理一．胃癌を合併した悪性貧
血の1例．埼玉医会誌　18: 587-588, 1983.

[33]春間賢，隅井浩治，今西幸市，他．悪性貧血の合併
胃病変とその背景胃粘膜の検討．日内会誌　77: 1393-
1398, 1988.

[34]高橋裕子，小池淳樹．A型胃炎を背景に胃癌と胃カル
チノイドの合併を認めた1症例．診断病理　20: 124-
127, 2003.

[35]Zhang H, Jin Z, Cui R, et al. Autoimmune metaplastic
atrophic gastritis in Chinese: a study of 320 patients at a large
tertiary medical center. Scand J Gastroenterol　52: 150-156,
2017.

[36]Weise F, Vieth M, Reinhold D, et al. Gastric cancer in
autoimmune gastritis: a case-control study from the German
centers of the staR project on gastric cancer research. UEG
journal　8: 175-184, 2020.

[37]八板弘樹，蔵原晃一，大城由美，他．A型胃炎に合併
した胃底腺粘膜型胃癌の1例．胃と腸　52: 1366-1374,
2017.

[38]Charlton A, Blair V, Shaw D, et al. Hereditary diffuse gastric
cancer: predominance of multiple foci of signet ring cell
carcinoma in distal stomach and transitional zone. Gut　53:
814-820, 2004.

[39]高橋祥史，竹内学，渡辺玄，他．家族性大腸腺腫症に
発生したHelicobacter pylori陰性胃型早期胃癌の1例．
胃と腸　49: 915-920, 2014.

[40]関根茂樹，下田忠和，中西幸浩，他．家族性大腸腺
腫症における胃底腺ポリープの腫瘍化．胃と腸　39:
1121-1126, 2004.

[41]Worthley DL, Phillips KD, Wayte N, et al. Gastric
adenocarcinoma and proximal polyposis of the stomach
（GAPPS）: a new autosomal dominant syndrome. Gut　61:
774-779, 2012.

[42]Yanaru-Fujisawa R, Nakamura S, Moriyama T, et al. Familial
fundic gland polyposis with gastric cancer. Gut　61: 1103-
1104, 2012.

Summary

Clinicopathological Characteristics of Helicobacter pylori-Uninfected Advanced Gastric Cancer

Yuichiro Yoshida[1][2], Koichi Kurahara[1],
Hiroki Yaita, Yumi Oshiro[3],
Kazuhito Minami[4], Shohei Uraoka[1],
Koji Ikegami, Takashi Hirata,
Hiroshi Wachi, Hitomi Matsuba

To evaluate the characteristics of *H. pylori*（*Helicobacter
pylori*）-uninfected advanced gastric cancer, we screened 1911
samples of endoscopically or surgically resected gastric cancers
for *H. pylori*-uninfected gastric cancer, excluding those with
esophagogastric junctional cancer and remnant gastric cancer.
Then, we classified the *H. pylori*-uninfected gastric cancer
cases as either early or advanced cancer. The clinicopatho-
logical findings of the advanced cancer cases were retrospectively
examined and compared with those of the early cancer cases.
We identified 27（1.4%）cases of *H. pylori*-uninfected gastric
cancer, of which six（0.31%）had advanced gastric cancer.
The mean age of these six cases was 59.3 years ; they included
four males and two females. Furthermore, no complications of
type-A gastritis were observed. Of these, four cases showed
undifferentiated adenocarcinoma, and the phenotypic expression
was that of gastrointestinal mixed type, with a predominance of
gastric type or gastric type. Based on macroscopic findings, four
cases were classified as type-3 advanced cancer, with submucosal
tumor-like features and poor marginal swelling, and three cases
were located in the lower third.

[1]Division of Gastroenterology, Matsuyama Red-cross Hospital,
Matsuyama, Japan.
[2]Department of Medicine and Clinical Science, Graduate School
of Medical Sciences, Kyushu University, Fukuoka, Japan.
[3]Department of Pathology, Matsuyama Red-cross Hospital,
Matsuyama, Japan.
[4]Department of Surgery, Matsuyama Red-cross Hospital,
Matsuyama, Japan.

1例可以确认其向中分化晚期癌连续过渡的组织学表现的胃底腺型胃癌

岩井 涉 [1]

加藤 胜章 [2]

及川 智之 [1]

宫崎 武文

野口 哲也

菅井 隆广

涌井 祐太

虹江 诚

内海 洁

铃木 真一

千叶 隆士 [2]

涩谷 大助

增田 高行

摘要●患者60多岁，男性。在胃癌检诊的精查EGD中，在胃体中部小弯略前壁上见有边缘伴SMT样隆起的边界清晰的发红凹陷面，经活检诊断为分化型腺癌。抗幽门螺杆菌抗体效价小于3 U/mL，为发生于未感染幽门螺杆菌胃的0-Ⅱc型，由于怀疑向深于SM浸润，以治疗为目的被介绍到笔者所在科室，施行了腹腔镜下胃全切除术。在切除标本上，与病变中央的发红凹陷面一致，中分化腺癌一直浸润至浆膜下组织，在凹陷周围的胃底腺黏膜深处见有主细胞优势的胃底腺型胃癌，并且见有小凹上皮型的肿瘤腺管，过渡到也可以说是胃底腺黏膜型胃癌的组织病理学表现，为呈组织病理学表现连续变化到中分化腺癌之丰富表现的晚期胃癌。

关键词   胃底腺型胃癌   胃底腺黏膜型胃癌   未感染幽门螺杆菌胃癌   晚期胃癌

[1] 宫城県立がんセンター消化器内科   〒 981-1293 名取市愛島塩手字野田山47-1

[2] 宫城県対がん協会がん検診センター

前言

胃底腺型胃癌（gastric adenocarcinoma of fundic gland type，GA-FG）是呈现向胃底腺（主细胞、颈黏液细胞、壁细胞）分化趋势的低异型度分化型腺癌，在《胃癌处理规则（第15版）》中被分类为特殊型的亚型1。有报道提出，不仅是胃底腺，且在黏膜表层的小凹上皮上呈现异型的病变称为胃底腺黏膜型胃癌（gastric adenocarcinoma of fundic gland mucosal type，GA-FGM）。

据报道，GA-FG 的多数与幽门螺杆菌（*Helicobacter pylori*）感染无关，是以无萎缩的胃底腺为发生土壤；尽管是比较小的病变，也有时引起 SM 浸润，但淋巴结转移和脉管侵袭很罕见，即使病程很长也没有引起形态变化，呈预后良好的临床经过。但是，也报道有显示脉管侵袭或进展到晚期胃癌的病例。

由于 GA-FG 的疾病概念确立的时间不长，而且报道的病例也多为小病变，因此关于其病状和癌变机制尚有很多不明之处。此次，因为笔者等经治了 1 例在主细胞优势（chief cell predominant，CCP）的 GA-FG（GA-FG-CCP）见有小凹上皮型细胞的肿瘤性增殖，并且其异型度增加，呈向中分化腺癌连续过渡的丰富组织病理学表现的晚期胃癌病例，故加以报道。

病例

患 者：60多岁，男性。

主 诉：无。

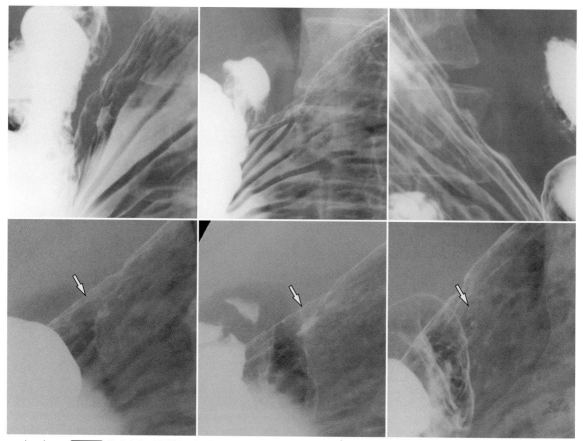

a	b	c
d	e	f

图1 发现病变时的详细胃X线造影像和过去的胃集体检诊像。
a~c 病变部的详细胃X线造影像。a,b是平卧位第二斜位像，c是头低位俯卧位正面像。背景胃黏膜相当于未感染幽门螺杆菌的。
d~f 发现1年前（d）、2年前（e）、3年前（f）的胃集体检诊时的平卧位第二斜位像。黄色箭头所指为病变部位。

既往史：HBV 携带者。

现病史：Y 年 7 月，在胃 X 线检诊中需要详细检查。在作为详细检查施行的上消化道内镜检查（esophagogastroduodenoscopy，EGD）中被诊断为中分化腺癌，为了治疗被介绍到本科室就诊。

入院时检查表现 在血常规、血液生化检查中未发现异常，肿瘤标志物 CEA 和 CA19-9 均在正常范围内。血清抗幽门螺杆菌抗体效价小于 3 U/mL。

胃 X 线造影表现 在检诊发现病变时的胃 X 线造影表现，是在背景胃黏膜未见胃炎和萎缩的相当于未感染幽门螺杆菌的胃，在胃体中部小弯略靠近前壁处见有伴皱襞集中的小阴影斑，与该部位一致，见有边缘不规则表现。在详细胃 X 线造影像（图1a～c）中，在胃体中部小弯有在边缘周围伴透亮征的棘状的阴影斑（图1a，b）；在病变的侧面扫查出的头低位俯卧位正面像中，伴有突出于边缘的阴影缺损内部的表现（图1c），为伴有平缓抬高的黏膜下肿瘤（submucosal tumor，SMT）样隆起的 0-Ⅱc 型病变，怀疑为向分化型早期癌 / 黏膜下（SM）以深浸润的表现。

本病例从 3 年前开始有检诊就诊史，回顾性地比较了图像。虽然由于与小肠阴影之间的重叠而难以辨识，但在发现的 1 年前也见有棘状的不规则形阴影斑（图1d）；在 2 年前可以辨识同样的小阴影斑（图1e）；在 3 年前虽然

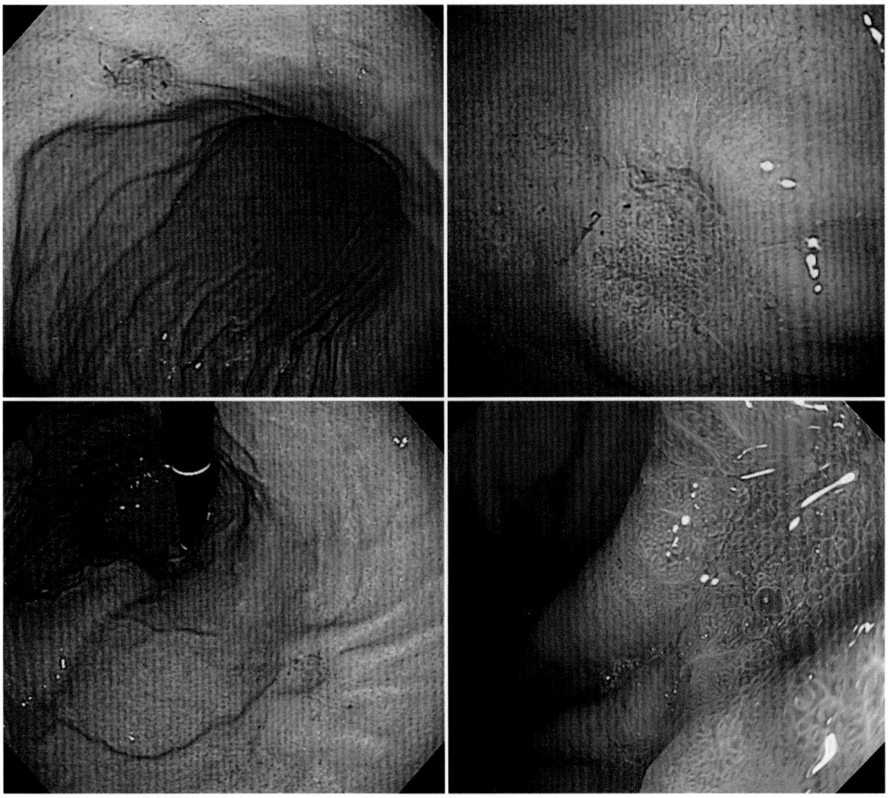

a | b
c | d

图2 EGD的白光像和靛胭脂-乙酸混合液染色像。
a~c 在作为详细检查施行的EGD中活检前的白光像。
d 活检后复检时的靛胭脂-乙酸混合液染色像。

难以辨识，但与病变部一致，可以观察到极小的阴影斑（图1f）。

EGD表现 相当于无胃炎、无萎缩的未感染幽门螺杆菌胃。在胃体中部小弯的略靠近前壁处，见有大小略小于1 cm的边界清晰的不规则形发红凹陷面（图2a）。凹陷边缘略呈棘状，未见蚕蚀征（图2b）。凹陷周围伴有被正常黏膜所覆盖的平缓的SMT样隆起，当充以空气使胃壁伸展后，病变整体呈台状抬高，在肛侧皱襞处见有集中表现（图2c）。在活检后复检时的靛胭脂-乙酸混合液染色像中，凹陷部作为呈粗糙黏膜样的不规则发红面变得可清晰辨识（图2d）。SMT样隆起部分被呈类似于胃底腺黏膜的非肿瘤性黏膜所覆盖，但当仔细观察凹陷的边缘部分时，可以观察到开大的小凹开口部（crypt opening，CO）和沟状/弧状的小凹边缘上皮（marginal crypt epithelium，MCE）（图2d）。

NBI表现 在活检后复检时的窄带成像（narrow band imaging，NBI）观察中，发红凹陷部形成明显的分界线（demarcation line，DL）（图3a）；凹陷内部呈由开大的窝间部（intervening part，IP）和大小不同的多边形或类圆形的MCE构成的不规则的表面微结构［irregular MS（microsurface）pattern］（图3b），但是在开大的IP内只见有缺乏不规则性的微血管，未见明显的不规则微血管结构［irregular MV（microvascular）pattern］（图3c）。

凹陷周围的SMT样隆起部分呈在胃底腺黏膜上可以观察到的点状结构，但在凹陷附近见有CO被拉长的表现和不规则走行的线状的MCE（图3b）。在用专用机型施行的超声内

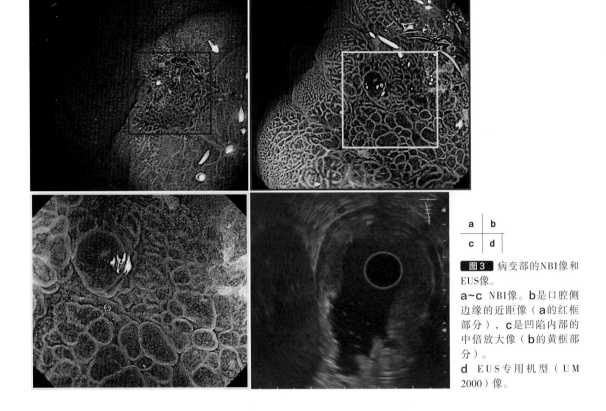

|a|b|
|c|d|

图3 病变部的NBI像和EUS像。

a~c NBI像。b是口腔侧边缘的近距像（a的红框部分），c是凹陷内部的中倍放大像（b的黄框部分）。

d EUS专用机型（UM 2000）像。

镜检查（endoscopic ultrasonography，EUS）中，见有第3层的中断（**图3d**）；因为在常规观察中的SMT样隆起以及即便通过充空气使胃壁伸展后病变也伴有一定的厚度，怀疑有深于SM的浸润。

由于通过从发红凹陷处取材的活检得到Group 5（tub1 + tub2）的结果，诊断为发生于未感染幽门螺杆菌胃的分化型腺癌0-Ⅱc型，怀疑有深于SM的浸润，为了治疗被介绍到笔者所在科室。

在胸腹部CT检查中未见明显的远处转移、淋巴结转移，在本院外科施行了腹腔镜下胃全切除术（Roux-en-Y重建）。

切除标本的组织病理学表现 在图4中展示胃全切除术标本微距像（**图4a**）和病变部放大像（**图4b**）以及凹陷部的剖面像（**图4c**）。在胃体中部小弯略靠前壁处有周围呈SMT样隆起的不规则凹陷病变，在剖面像（**图4c**）中见有从黏膜下层向深于固有肌层的肿瘤

的延伸。

在微距像（**图5**）中，在形成凹陷的病变中央部有显示融合型腺管的中分化腺癌（tub2）（**图5b**），全层性一直浸润至浆膜层（SS）（**图5c**）。凹陷周围的黏膜被非肿瘤性小凹上皮所覆盖，显示出从GA-FG-CCP连续过渡到明显的腺癌的丰富而复杂的组织病理学表现（**图5a**，蓝框部分、黄框部分、红框部分）。

为了说明本病变的多种病理学表现，在本文中，暂做如下规定：将缺乏核异型、具有嗜碱性胞体的类似主细胞的肿瘤腺管呈不规则分支的相当于GA-FG-CCP的部分称为FGT-G1（fundic gland tumor Grade 1，**图6a**）；将除了相当于FGT-G1的肿瘤腺管外，在黏膜中层还伴有由幼稚的小凹上皮型细胞构成的肿瘤腺管增生的部分称为FGT-G2（**图6b**）；将核异型明显的肿瘤细胞显示不规则的分支，呈形成融合型腺管的类似中分化腺癌的结构异型部分称为FGT-G3（**图6c**）。

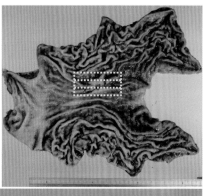

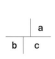

图4 切除标本的微距像和凹陷中心部的剖面。
a 如黄色虚线所示那样切取标本制作切片。
b 病变部微距像的放大像。
c 凹陷部中央切片的剖面像。

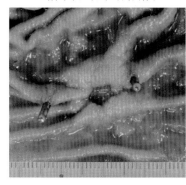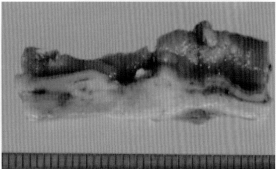

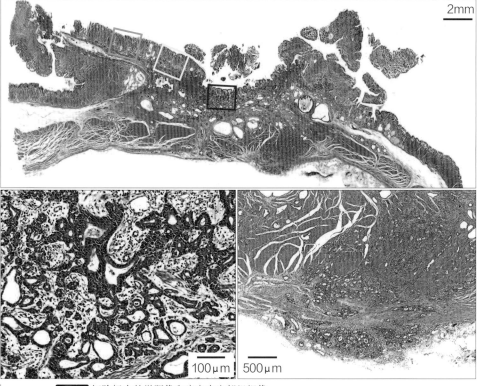

图5 切除标本的微距像和病变中央部组织像。
a 凹陷部中央切片的微距像。
b 病变中央部的组织像。
c 浆膜（SS）浸润部。

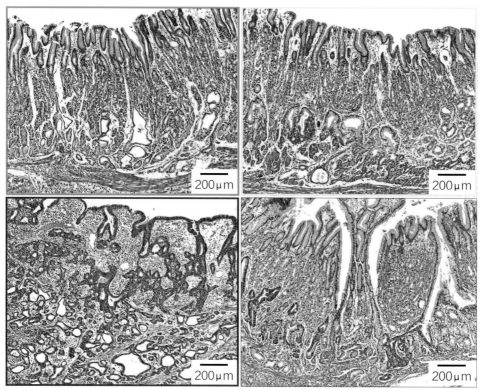

a	b
c	d

图6 黏膜内病变的组织像。a~c分别为**图5a**的蓝框部分、黄框部分、红框部分的组织像，d为相邻切片的相当于FGT-G3的黏膜病变部。

在凹陷周围的黏膜上，在最远端（**图5a**，蓝框部分）的黏膜深层，被正常的小凹上皮所覆盖的相当于FGT-G1的肿瘤腺管发生增生（**图6a**）；在FGT-G1部分，在多处见有陷入黏膜深处的小凹。相当于FGT-G1的肿瘤腺管为：胃蛋白酶原Ⅰ（pepsinogen Ⅰ，PG Ⅰ）（＋），H⁺/K⁺-ATPase（－），MUC5AC（－），MUC6（＋＋），MUC2（－）。

在邻近FGT-G1的FGT-G2部分（**图5a**，黄框部分），在相当于FGT-G1的腺管浅层的黏膜中层，可以看到由与陷入小凹前端有连续性的幼稚的小凹上皮型细胞构成的肿瘤腺管的不规则增生（**图6b**）。当观察FGT-G2部分的免疫组织化学染色像时，在黏膜深层部分可以观察到的肿瘤腺管为PG Ⅰ（＋）、H⁺/K⁺-ATPase（－）、MUC5AC（－）、MUC6（＋＋），为与FGT-G1部分一致的结果，但在浅层部分

可以观察到的小凹上皮型肿瘤腺管为MUC5AC（＋＋），可以确认与表层的小凹上皮之间的连续性（**图7**）。

另外，在病变中央部FGT-G3的部分（**图5a**，红框部分），与FGT-G2的小凹上皮型腺管连续；呈明显核异型的肿瘤细胞形成融合型腺管，一直到黏膜表层均有增生（**图6c**），呈可以说是所谓的GA-FGM的表现，其过渡到引起深部浸润的中分化腺癌。FGT-G3的黏膜表层部分为MUC5AC（＋＋），深部为MUC6（＋＋）、PG-Ⅰ（±）、MUC5AC（－）。

在相邻切片上，在陷入小凹前端可以确认显示清晰的核异型的相当于FGT-G3的细胞增殖灶（**图6d**）。其异型细胞群的细胞异型和结构异型与在本病例病变中央部见有的中分化腺癌类似，在其周围见有幼稚的小凹上皮和呈不规则分支的胃底腺。

116

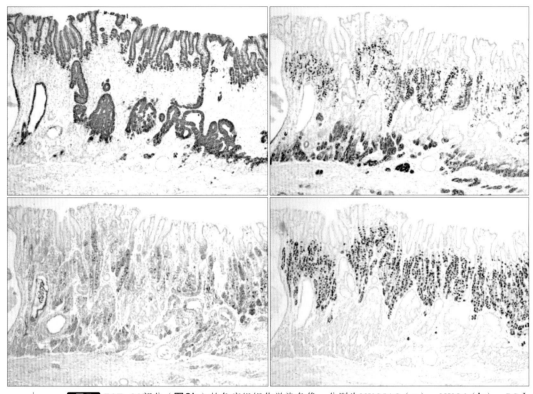

图7 FGT-G2部分（图6b）的免疫组织化学染色像。分别为MUC5AC（a）、MUC6（b）、PGⅠ（c）、H$^+$/K$^+$-ATPase（d）染色像。

最终病理诊断为: 胃底腺癌(adenocarcinoma fundic gland)，0-Ⅱc型（like adv.），tub2，pT3（SS），INFb，Ly0，V0，PM0，DM0，N0，M0，P0，CYX，H0，StageⅡA。

术后经过 一直到现在无复发，门诊随访观察中。

讨论

GA-FG 是显示向胃底腺的分化趋势的低异型度分化型腺癌之一，在组织病理学上是在被正常的小凹上皮所覆盖的黏膜固有层深部，由缺乏细胞异型的肿瘤细胞构成的腺管呈不规则分支结构的肿瘤。有文献提出，不仅在胃底腺，而且在小凹上皮呈异型的病变称为 GA-FGM，而这种有多向性分化趋势的胃底腺型肿瘤的细胞异型度高，报道有显示脉管侵袭或进展到晚期胃癌的病例。

本病例为伴有平缓的 SMT 样隆起的类似 0-Ⅱc 型的晚期癌病变，在形成凹陷的病变中央部，由于癌露出，可以辨识清晰的 DL，有显示融合型腺管的中分化腺癌（tub2），全层性浸润至浆膜（SS）。本病例的 SMT 样隆起反映了向 SM 以深的肿瘤浸润。

在凹陷周围的远端黏膜部分，有相当于被非肿瘤性小凹上皮所覆盖的 GA-FG-CCP 的 FGT-G1 部分，在多处见有陷入黏膜深部的小凹。由于 GA-FG 的表层基本上被非肿瘤黏膜所覆盖，所以在 NBI 放大观察中被判定为 regular MV pattern plus regular MS pattern without a DL。上山等列举出以下 4 点作为 GA-FG 的 NBI 放大观察表现的特征：①无清晰的 DL；②CO 的开大；③IP 的增大；④无不规则性的微血管。但是，在本病例，当从黏膜表面观察时，未能发现 FGT-G1 部分的存在。

在与 FGT-G1 连续的 FGT-G2 部分，可以观察到与陷入小凹的前端具有连续性的由幼稚的小凹上皮型细胞构成的肿瘤腺管的不规则性增生，这种腺管为 MUC5AC 阳性，其来源一般被认为是在源于胃底腺增殖带的小凹上皮型细胞中呈分化趋势的细胞。也就是说，FGT-G2 部分采取类似于被非肿瘤性小凹上皮所覆盖的 GA-FG 的发育形态，同时也显示向小凹上皮分化趋势的肿瘤细胞增生，这是与 GA-FGM 之间的异同成为问题的表现。在从 FGT-G2 过渡到 G3 的凹陷边缘部，可以观察到反映肿瘤细胞向黏膜表层进展的开大的 CO 及沟状 / 弧状的 MCE，但在癌露出于黏膜表层的 FGT-G3 部分可以确定明显的 DL，异型度进一步增加，向中分化腺癌过渡，引起了深部浸润。根据胃筛查图像的回顾性追踪，认为是经过约 3 年的时间浸润至浆膜的病变。

关于 FGT-G3 的组成，在相邻切片的组织病理学表现中，在非肿瘤性的凹陷腺窝前端，可以确认类似于在病变中央部可见的中分化腺癌的具有明显核异型、相当于 G3 的细胞增殖灶，在其异型细胞群的周围可以观察到幼稚的小凹上皮和显示不规则性分支的胃底腺，提示 FGT-G3 部分有可能是源于胃底腺增殖带。

关于与胃底腺型胃癌的癌变 / 进展机制有关的基因异常，据报道有 Wnt/β-catenin 信号转导系统的突变及甲基化、GNAS/Kras 基因突变等的参与。尽管有什么样的基因突变和危险因素参与 GA-FG 的癌变机制和在本病例中被观察到的表型转化尚不明确，但因为在一般被认为是低恶性度的 GA-FG 中也有可能进展到恶性度高的浸润癌的病例，提示有必要考虑到这样的病例，进行认真而仔细地观察。

结语

笔者等经治了 1 例从胃底腺型胃癌连续过渡到中分化腺癌、呈现多种的组织学表现的未感染幽门螺杆菌的分化型晚期癌病例。

本论文的摘要在第160届日本消化内镜学会东北支部例会上发表了。

参考文献

[1]Ueyama H, Yao T, Nakashima Y, et al. Gastric adenocarcinoma of fundic gland type（Chief cell predmominant type）: proposal for a new entity of gastric adenocarcinoma. Am J Surg Pathol 34: 609-619, 2010.

[2]日本胃癌学会（編）. 胃癌取扱い規約，第15版. 金原出版，東京，2017.

[3]田邊寛，岩下明德，池田圭祐，他. 胃底腺型胃癌の病理組織学的特徴. 胃と腸 50: 1469-1479, 2015.

[4]Miyazawa M, Matsuda M, Yano M, et al. Gastric adenocarcinoma of the fundic gland（chief cell-predominant type）: A review of endoscopic and clinicopathological features. World J Gastroenterol 22: 10523-10531, 2016.

[5]Chiba T, Kato K, Masuda T et al. Clinicopathological features of gastric adenocarcinoma of the fundic gland（chief cell predominant type）by retrospective and prospective analyses of endoscopic findings. Dig Endosc 28: 722-730, 2016.

[6]Benedict MA, Lauwers GY, Jain D. Gastric adenocarcinoma of the fundic gland type: update and literature review. Am J Clin Pathol 149: 461-473, 2018.

[7]Ueo T, Yonemasu H, Ishida T. Gastric adenocarcinoma of fundic gland type with unusual behavior. Dig Endosc 26: 293-294, 2013.

[8]Okumura Y, Takamatsu M, Ohashi M, et al. Gastric adenocarcinoma of fundic gland type with aggressive transformation and lymph node metastasis: a case report. J Gastric Cancer 18: 409-416, 2018.

[9]Ushiku T, Kunita A, Kuroda R, et al. Oxyntic gland neoplasm of the stomach: expanding the spectrum and proposal of terminology. Mod Pathol 33: 206-216, 2020.

[10]上山浩也，松本健史，永原章仁. 胃底腺型胃癌の診断のコツ. Gastroenterol Endosc 58: 1169-1177, 2016.

[11]Murakami T, Mitomi H, Yao T, et al. Epigenetic regulation of Wnt/β-catenin signal-associated genes in gastric neoplasia of the fundic gland（chief cell-predominant）type. Pathol Int 67: 147-155, 2017.

Summary

Gastric Adenocarcinoma of Fundic Gland Transforming into Moderately-differentiated Tubular Adenocarcinoma with Subserosa Invasion, Report of a Case

Wataru Iwai[1], Katsuaki Kato[2],
Tomoyuki Oikawa[1], Takefumi Miyazaki,
Tetsuya Noguchi, Takahiro Sugai,
Yuta Wakui, Makoto Abue,
Kiyoshi Uchimi, Shinichi Suzuki,
Takashi Chiba[2], Daisuke Shibuya,
Takayuki Masuda

A 67-year-old man was required to undergo close endoscopic examination in keeping with population-based screening for gastric cancer. Endoscopic findings revealed a reddish, depressed lesion accompanied by submucosal tumor-like elevation at the lesser curvature of the middle gastric body. Biopsy of the lesion revealed well–differentiated tubular adenocarcinoma. Serum anti–*H. pylori* antibody titer was below 3U/ml, indicating that the lesion occurred in an *H. pylori*–naïve stomach. The lesion was considered a 0–II type gastric cancer with deeper invasion beyond the submucosal layer, therefore a total gastrectomy was carried out. Pathological findings of the surgical specimen revealed the presence of a moderately–differentiated tubular adenocarcinoma invading into the subserosa at the center of the depressed lesion. In addition, a gastric adenocarcinoma of fundic gland (chief cell predominant) (GA–FG–CCP) covered by a non–neoplastic surface epithelium was found in the deep proper layer of the gastric mucosa surrounding the 0–IIc lesion. Contiguous with GA–FG–CCP, atypical glands mimicking the surface epithelium appeared in GA–FG. Their histological features came to resemble GA–FMG. The atypical features of these neoplastic glands gradually strengthened and then continuously shifted toward moderately–differentiated tubular adenocarcinoma. Finally, the lesion was considered as an advanced adenocarcinoma derived from GA–FG, accompanied by various intermediate features.

[1]Department of Gastroenterologocal Medicine, Miyagi Cancer Center, Naotori, Japan.
[2]Cancer Detection Center, Miyagi Cancer Society, Sendai, Japan.

发生于未感染幽门螺杆菌胃的肠型分化型癌1例

堀内 裕介 [1]

城间 翔

山本 智理子 [2]

吉水 祥一 [1]

石山 晃世志

由雄 敏之

平泽 俊明

土田 知宏

藤崎 顺子

摘要● 患者60多岁，女性。在前一医院的内镜检查中，在胃前庭部大弯处发现一处肿瘤直径5 mm大小、发红的0-Ⅱc型病变，由于在活检中见有高分化腺癌，被介绍到笔者所在医院就诊。在ME-NBI观察中，与凹陷部一致，见有祥状的血管表现。诊断为内镜治疗的适应证，施行了ESD，组织病理学结果为肠型的分化型癌。另外，在内镜检查中，在胃体部～胃角部见有RAC，尿素呼气试验、胃蛋白酶原法、抗幽门螺杆菌抗体均为阴性，因此诊断为发生于未感染幽门螺杆菌胃的肠型分化型癌。

关键词 早期胃癌 分化型癌 未感染幽门螺杆菌 黏液表型 肠型

[1] がん研究会有明病院消化器内科 〒135-8550 東京都江東区有明3丁目8-31
E-mail : yusuke.horiuchi@jfcr.or.jp
[2] 同 病理部

前言

胃癌的大部分是伴于幽门螺杆菌（*Helicobacter pylori*）感染而发病的。但是，近年来也报道有不伴有幽门螺杆菌感染的胃癌。虽然有很多关于未分化型癌（其中也有印戒细胞癌）、胃底腺型胃癌等胃型的分化型癌的报道，但关于肠型的分化型癌的报道很少。在本院也经治过几例肠型的分化型癌，本次就其中的1例进行报道。

病例

患 者：60多岁，女性。

主 诉：剑突下不适。

既往史：子宫肌瘤。

嗜好史：吸烟（41年 ×20 支/d）；布林克曼指数（Brinkman index，BI）= 820；饮酒（日本酒 100 mL/d）。

现病史：在前一医院，为了明确剑突下不适的原因，施行了上消化道内镜检查（esophagogastroduodenoscopy，EGD），被指出在胃前庭部大弯处有肿瘤直径略小于 10 mm 的 0-Ⅱc 型病变。由于在活检中见有高分化腺癌，以治疗为目的，被介绍到本院就诊。

现表现：身高 151.7 cm，体重 46.0 kg，血压 115/65 mmHg，脉搏 60 次/min，体温 36.6℃。

血液检查结果：血常规、血液生化学结果、凝血功能均正常。

幽门螺杆菌相关检查结果：尿素呼气试验阴性，胃蛋白酶原法阴性，抗幽门螺杆菌抗体阴性。

胸腹部 X 线及 CT 表现：未发现明显的异常表现。

EGD 表现（图1） 在白光观察中，在胃前庭部大弯处见有肿瘤直径 5 mm 大小，

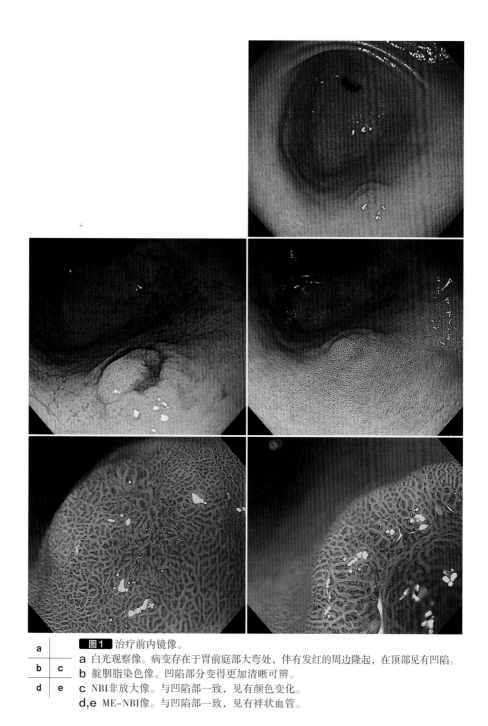

a	
b	c
d	e

图1 治疗前内镜像。

a 白光观察像。病变存在于胃前庭部大弯处，伴有发红的周边隆起，在顶部见有凹陷。

b 靛胭脂染色像。凹陷部分变得更加清晰可辨。

c NBI非放大像。与凹陷部一致，见有颜色变化。

d,e ME-NBI像。与凹陷部一致，见有袢状血管。

伴有发红的被怀疑是对周围的反应性隆起的0-Ⅱc型病变（**图1a**）。在窄带成像联合放大内镜（magnifying endoscopy with narrow-band imaging，ME-NBI）观察中，与凹陷部一致，见有袢状的血管表现（**图1d，e**）。另外，在胃内未见明显的黏膜萎缩表现，在胃体部～胃角部见有集合细静脉的规则排列（regular arrangement of collecting venules，RAC）。

经过 诊断为分化型早期胃癌、肿瘤直径5 mm大小、不伴有溃疡的黏膜内病变，根

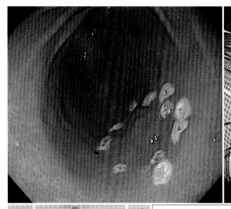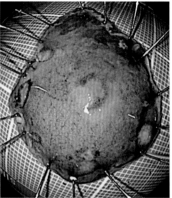

图2 切除标本和组织病理像。

a ESD时的标记像。

b ESD切除标本。

c 标测像（微距像）。在红线部分见有癌。

d HE染色像（组织像）。在黏膜内见有高分化腺癌。

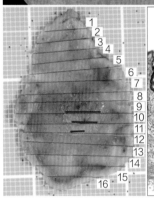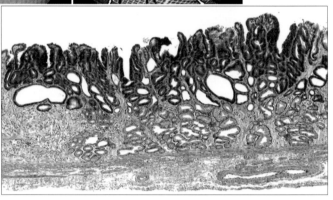

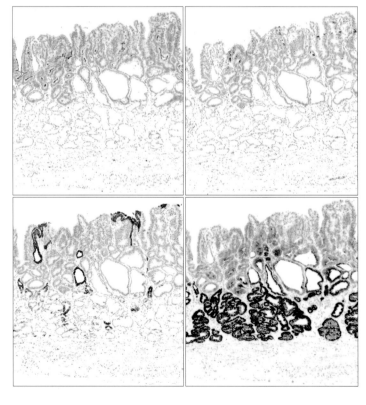

图3 关于黏液表型的免疫组织化学染色的组织像。

a CD10染色像。与癌部位一致，见有阳性细胞。

b MUC2染色像。与癌部位一致，见有阳性细胞。

c MUC5AC染色像。在癌部位未见阳性细胞。只有残存于癌内的正常细胞被染色。

d MUC6染色像。在癌部位未见阳性细胞。只有残存于癌内的正常细胞被染色。

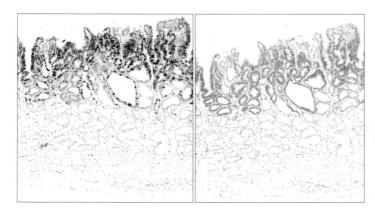

图3 Ki-67染色和p53染色的组织像。
a Ki-67染色像。与癌部位一致，见有阳性细胞，Ki-67 labeling index为70%左右。
b p53染色像。未见弥漫性阳性表现和p53基因表达缺失（null type）。

据胃癌治疗指南，施行了内镜黏膜下剥离术（endoscopic submucosal dissection，ESD）。

切除标本的组织病理学表现（图2）

0-Ⅱc，6 mm，adenocarcinoma（well-differentiated），pT1a（M），pUL0，Ly0，V0，pHM0，pVM0。

免疫组织化学染色结果（图3，图4）

CD10阳性，MUC2阳性，CDX2阳性，MUC5AC阴性，MUC6阴性，Ki-67标记指数（labeling index）70%，未见p53弥漫性阳性表现和p53基因表达缺失（null type）。诊断为内镜根治度（eCura）A，在门诊进行随访观察。

讨论

本次笔者等经治了1例发生于未感染幽门螺杆菌胃的肠型分化型癌病例。同样的报道非常少，因此认为是非常珍贵的病例。

病变在常规观察中呈红色，肉眼分型为0-Ⅱc，是与有幽门螺杆菌感染史的分化型癌相同的表现。另外，在ME-NBI观察中，见有绊状的不规则血管表现，是在有幽门螺杆菌感染史的分化型癌中也可以观察到的表现。在以往的报道中也有0-Ⅱc型病变在ME-NBI观察中见有不规则血管的报道，本病例与以往的报道相同。

在治疗后的组织病理学表现方面，虽然在癌部位的背景黏膜上不伴有肠上皮化生，但CD10阳性、MUC2阳性、CDX2阳性、MUC5AC阴性、MUC6阴性，黏液表型为肠型。

一般认为，在幽门螺杆菌感染病例，由感染所引起的慢性炎症、肠上皮化生最终发展到肠型胃癌的癌变，但发生于未感染幽门螺杆菌胃的肠型分化型癌，作为癌变的原因，被认为存在有幽门螺杆菌感染以外的炎症。作为幽门螺杆菌感染以外的炎症的可能原因，一般认为有非甾体抗炎药（nonsteroidal anti-inflammatory drugs，NSAIDs）和类固醇的使用、浅表性胃炎、胆汁反流等，但在本病例这些因素都没有。另一方面，以前笔者等曾报道，在未感染幽门螺杆菌未分化型癌，当BI超过340时癌变的风险高。在本病例BI值也高达820，提示可能与其有关，但这只是1例的结果，为了检查癌变的原因，今后积累病例是很重要的。

另外，本病例的Ki-67 labeling index达到了70%的高值，提示可能其增殖能力强。以前笔者等曾报道，未感染幽门螺杆菌未分化型癌与感染病例相比Ki-67 labeling index低。本病例提示，肠型的分化型癌与未分化型癌不同，即使是未感染幽门螺杆菌病例其增殖能力也很强。本病例虽然是肿瘤直径为6 mm的黏膜内癌，但在内镜检查未被发现的情况下，认为有可能肿瘤直径增大、发生深部浸润，提示早期发现非常重要。

结语

笔者等经治了1例发生于未感染幽门螺杆

菌胃的肠型分化型癌病例。虽然很罕见，但确实存在。因为其有可能增殖能力强，因此即使是在未感染幽门螺杆菌病例的内镜检查中，也与发现有幽门螺杆菌感染史的分化型癌的时候一样，进行认真仔细地观察，注意胃癌的早期发现，这很重要。

参考文献

[1]Uemura N, Okamoto S, Yamamoto S, et al. *Helicobacter pylori* infection and the development of gastric cancer. N Engl J Med 345: 784–789, 2001.

[2]Matsuo T, Ito M, Takata S, et al. Low prevalence of *Helicobacter pylori*–negative gastric cancer among Japanese. Helicobacter 16: 415–419, 2011.

[3]Horiuchi Y, Fujisaki J, Yamamoto N, et al. Biological behavior of the intramucosal *Helicobacter pylori*–negative undifferentiated–type early gastric cancer: comparison with *Helicobacter pylori*–positive early gastric cancer. Gastric Cancer 19: 160–165, 2016.

[4]Ueyama H, Yao T, Nakashima Y, et al. Gastric adenocarcinoma of fundic gland type (chief cell predominant type): proposal for a new entity of gastric adenocarcinoma. Am J Surg Pathol 34: 609–619, 2010.

[5]Kotani S, Miyaoka Y, Fujiwara A, et al. Intestinal–type gastric adenocarcinoma without *Helicobacter pylori* infection successfully treated with endoscopic submucosal dissection. Clin J Gastroenterol 9: 228–232, 2016.

[6]Ozaki Y, Suto H, Nosaka T, et al. A case of *Helicobacter pylori*–negative intramucosal well–differentiated gastric adenocarcinoma with intestinal phenotype. Clin J Gastroenterol 8: 18–21, 2015.

[7]Yagi K, Honda H, Yang JM, et al. Magnifying endoscopy in gastritis of the corpus. Endoscopy 37: 660–666, 2005.

[8]日本胃癌学会（編）. 胃癌治療ガイドライン，第5版. 金原出版，pp 20–24, 2018.

[9]Yokoyama A, Inoue H, Minami H, et al. Novel narrow–band imaging magnifying endoscopic classification for early gastric cancer. Dig Liver Dis 42: 704–708, 2010.

[10]Correa P. *Helicobacter pylori* and gastric carcinogenesis. Am J Surg Pathol 19: S37–43, 1995.

[11]Komoto K, Haruma K, Kamada T, et al. *Helicobacter pylori* infection and gastric neoplasia: correlations with histological gastritis and tumor histology. Am J Gastroenterol 93: 1271–1276, 1998.

[12]Horiuchi Y, Fujisaki J, Ishizuka N, et al. Study on clinical factors involved in *Helicobacter pylori*–uninfected undifferentiated–type early gastric cancer. Digestion 96: 213–219, 2017.

Summary

Helicobacter pylori Uninfected Intestinal–type Well–differentiated Adenocarcinoma in Early Gastric Cancer, Report of a Case

Yusuke Horiuchi[1], Sho Shiroma,
Noriko Yamamoto[2], Shoichi Yoshimizu[1],
Akiyoshi Ishiyama, Toshiyuki Yoshio,
Toshiaki Hirasawa, Tomohiro Tsuchida,
Junko Fujisaki

A woman in her 60s underwent EGD (esophagogastroduodenoscopy) at a local hospital, revealing a reddish 0–IIc lesion with diameter 5mm at greater curvature of antrum. Biopsy led to a diagnosis of well differentiated adenocarcinoma. At our hospital, loop pattern vessels were recognized in a depressed area using magnifying endoscopy with narrow band imaging. The lesion was diagnosed as a lesion with indication of endoscopic treatment, and endoscopic submucosal dissection was subsequently performed. From post–treatment pathology, the lesion was determined to be an intestinal–type well–differentiated adenocarcinoma. Moreover, because of the regular arrangement of collecting venules observed from gastric body to gastric angle, negative urease breath test, negative pepsinogen test and negative *H. pylori* antibody, the lesion was diagnosed as *H. pylori*–uninfected intestinal–type well–differentiated adenocarcinoma.

[1]Department of Gastroenterology, Cancer Institute Hospital, Tokyo.

[2]Department of Pathology, Cancer Institute Hospital, Tokyo.

发生于未感染幽门螺杆菌胃前庭部的胃型分化型早期胃癌2例

名和田 义高 [1]

市原 真 [2]

平泽 大 [1]

松田 知己

摘要● 本文报道发生于未感染幽门螺杆菌胃前庭部的胃型分化型早期胃癌2例。[**病例1**] 40多岁，男性。前庭部前壁的单发、3 mm大小的隆起性病变。[**病例2**] 60多岁，女性。在靠近散在有隆起型糜烂的前庭部前壁的周围，见有明显的5 mm大小的隆起性病变。在EGD中两病例均无黏膜萎缩，尿素呼气试验阴性，幽门螺杆菌血清抗体阴性。经活检诊断为tub1，施行了ESD。组织病理学表现两病变均为黏膜内tub1，周围为非萎缩幽门腺黏膜。在免疫组织化学染色中，MUC5AC、MUC6为阳性，MUC2、CD10、pepsinogen I 、H$^+$/K$^+$-ATPase为阴性，显示胃型表型。据报道未感染幽门螺杆菌胃癌在前庭部以印戒细胞癌居多，但也有发生分化型癌的情况，在单发的黏膜变化和多发糜烂中也需注意明显的病变。

关键词　未感染幽门螺杆菌胃癌　胃型表型　分化型癌

[1] 一般财团法人厚生会仙台厚生病院消化器内科　〒980-0873 仙台市青叶区广濑町 4-15　E-mail：hakata.x@gmail.com
[2] JA 北海道厚生连札幌厚生病院病理诊断科

前言

据报道，发生于未感染幽门螺杆菌（*Helicobacter pylori*）胃的胃癌以胃底腺幽门腺交界区的印戒细胞癌和胃底腺型胃癌为主的胃底腺区的低异型度腺癌居多。另一方面，关于前庭部分化型癌的报道病例很少。本次报道2例发生于未感染幽门螺杆菌胃前庭部幽门腺区的胃型分化型早期胃癌。

病例

[病例1]

患　者：40多岁，男性。

主　诉：无特别记录事项。

既往史：无特别记录事项，无幽门螺杆菌

除菌史。

家族史：无特别记录事项。

生活史：机会性饮酒，不吸烟。

内服药：无。

现病史：在附近医院的检诊中施行的上消化道内镜检查（esophagogastroduodenoscopy，EGD）中，在前庭部前壁发现5 mm大小的单发的小隆起性病变。经活检诊断为高分化管状腺癌（tub1），被介绍到本科室就诊。

一般检查：身高170 cm，体重65 kg，身体无异常表现。

入院时检查结果：无特殊应记载的异常值；幽门螺杆菌血清抗体 < 3 U/mL，尿素呼气试验1.2‰。

EGD 表现　在胃背景黏膜未见萎缩，在

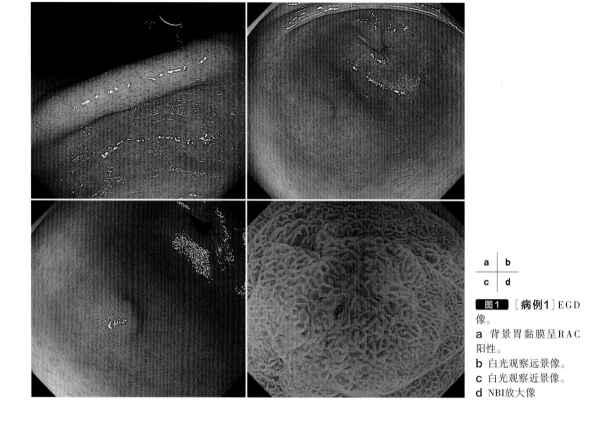

图1 [病例1]EGD像。
a 背景胃黏膜呈RAC阳性。
b 白光观察远景像。
c 白光观察近景像。
d NBI放大像

胃角部小弯处集合细静脉规则性排列（regular arrangement of collecting venules，RAC）为阳性（**图1a**）。在前庭部前壁见有单发的3 mm大小、同色的小隆起性病变（**图1b**）。在白光观察中，即使接近病变，在隆起部分也没发现上皮性变化（**图1c**）。在窄带成像（narrow band imaging，NBI）放大观察中，虽然边界不清晰，但当与周围相比较时，在隆起顶部见有极少量由宽度不均的白区（white zone，WZ）构成的、形状不一的绒毛样结构（**图1d**），该部位被诊断为tub1。

当与前一医院的内镜像比较时，这个隆起性病变缩小了。认为是由于受到活检的影响而病变缩小，即使用放大内镜也不容易诊断癌，边界也变得模糊。为小的0-Ⅱa型病变，诊断为黏膜内癌，施行了内镜黏膜下剥离术（endoscopic submucosal dissection，ESD）。

组织病理学表现 病变部的结晶紫染色后

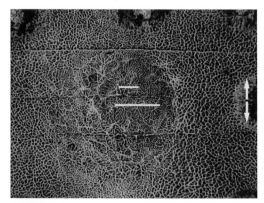

图2 [病例1]结晶紫染色后切割标本。通过中央的切割如黄色箭头所示制作对开的标本。黄线部分为tub1区域。

切割标本如**图2**所示。通过在病变中央的切开，如黄色箭头所示那样制作对开的标本。黄线部分是隆起顶部的黏膜内tub1区域。

图2下方的黄线区域的翻转组织病理像如**图3a**所示。隆起部分呈双层结构，在黏膜

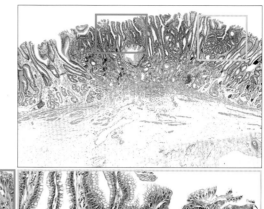

图3 [病例1]组织病理像。
a 图2下方切片的翻转组织病理像。
b a的绿框部分的黏膜内tub1。
c a的黄框部分的黏膜内tub1。
d~g 与c同一部位的免疫组织化学染色像。
d MUC5AC阳性。
e MUC6阳性。
f MUC2阴性。
g CD10阴性。

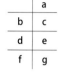

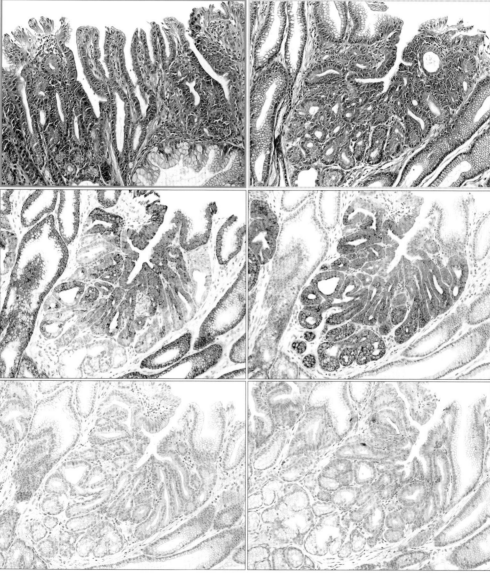

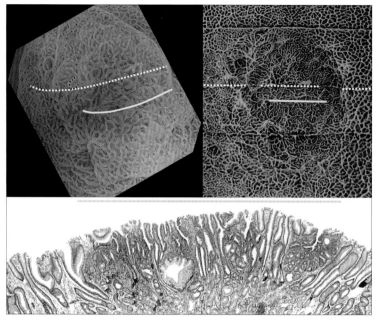

图4 ［病例1］图1d的内镜像和图2下方切片的组织病理像之间的对比。用相同颜色围起来的绒毛样结构在内镜像和微距像中分别对应。白色虚线是切割线；黄线在内镜像、微距像和组织像中对应，见有黏膜内tub1。

表层可见肿瘤腺管，在黏膜深部可见非肿瘤腺管；在深部见有幽门腺。在黏膜深部的幽门腺周围，从黏膜肌层纵向伸长的纤维肌性组织比较明显（fibromusculosis）。在**图3a**的绿框部区域，由梭形/卵圆形核构成的N/C比上升的肿瘤细胞形成不规则的管状腺管，诊断为tub1（**图3b**）。并且还混有像**图3a**的黄框部区域那样的癌腺管被非肿瘤小凹上皮所覆盖的区域（**图3c**）。在肿瘤部分的免疫组织化学染色中，MUC5AC（**图3d**）、MUC6（**图3e**）为阳性，MUC2（**图3f**）、CD10（**图3g**）为阴性，显示胃型表型。另外，pepsinogen I、H^+/K^--ATPase、EBV 编码小 RNA 的原位杂交（*in situ* hybridization for the EBV-encoded small RNA, EBER-ISH）为阴性。

最终诊断为：L, Ant, 0-Ⅱa 型，2 mm×2 mm, tub1（low grade, gastric type），pT1a（M），pUL0, Ly0, V0, pHM0, pVM0。病变周围为幽门腺黏膜，无炎性细胞浸润，未见萎缩和肠上皮化生。另外，在胃体部大弯的活检标本上未见胃炎表现。在Giemsa染色标本上未见幽门螺杆菌。

放大内镜像和组织病理像的对比如**图4**所示。被用相同颜色圈上的绒毛样结构在内镜像和微距像中分别对应。白色虚线为剖面线；黄线在内镜像、微距像、组织像中对应，见有黏膜内 tub1。

［病例 2］

患　者：60 多岁，女性。

主　诉：无特别记录事项。

既往史：甲状腺功能低下、功能性消化不良、无幽门螺杆菌除菌史。

家族史：无特殊。

生活史：偶有饮酒，不吸烟。

内服药：左甲状腺素钠水和物，盐酸阿考替胺（acotiamide）水和物。

现病史：由于功能性消化不良，在附近医院定期行 EGD。在最近的检查中，在胃前庭部前壁发现一处顶部凹陷的 5 mm 大小的平坦隆起性病变。经活检诊断为 tub1，被介绍到笔者所在科室就诊。

一般检查：身高 155 cm，体重 50 kg，身体无异常表现。

入院时检查结果：无应特殊记载的异常值；

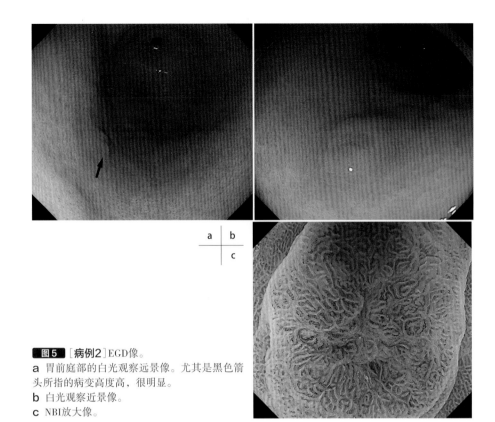

图5 [病例2]EGD像。
a 胃前庭部的白光观察远景像。尤其是黑色箭头所指的病变高度高，很明显。
b 白光观察近景像。
c NBI放大像。

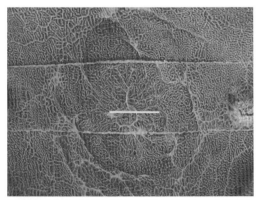

图6 [病例2]结晶紫染色后的切割标本。黄线部分是黏膜内tub1。

幽门螺杆菌血清抗体 < 3 U/mL，尿素呼气试验 < 0.5‰。

EGD 表现 在背景胃黏膜未见萎缩，RAC 为阳性。在胃前庭部（**图 5a**）见有多个怀疑为隆起型糜烂的凹凸，尤其是前壁的黑色箭头所指部分的病变高度高，很明显。当接近观察时，在隆起的顶部见有棘状的凹陷（**图 5b**）。在 NBI 放大像中，见有与凹陷部分一致、与周围的绒毛样结构相比形状不均一的绒毛样结构，诊断为 tub1（**图 5c**）。为微小的浅凹陷性病变，诊断为黏膜内癌，施行了 ESD。

组织病理学表现 病变部的结晶紫染色后切割标本如**图 6** 所示。黄线部分是隆起内凹陷部位的黏膜内 tub1 区域。组织病理像如**图 7a** 所示。隆起内凹陷部分呈肿瘤和非肿瘤的双层结构，在深部见有幽门腺。在黏膜深部的幽门腺周围，从黏膜肌层纵向伸长的纤维肌性组织比较明显（fibromusculosis）。在黏膜表层，由染色质中等量增加的卵圆形核组成的肿瘤细胞形成管状腺管，诊断为 tub1（**图 7b**）。在免疫组织化学染色中，MUC5AC（**图 7c**）和 MUC6（**图 7d**）为阳性，MUC2（**图 7e**）和 CD10（**图 7f**）为阴性，显示胃型

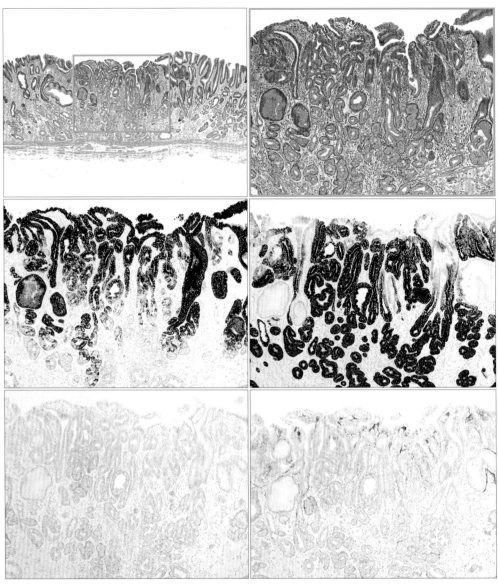

a	b
c	d
e	f

图7 ［病例2］组织病理像。

a **图6**黄线部分的黏膜内tub1。

b a的蓝框部分放大像。

c~f 与b同一部位的免疫组织化学染色像。

c MUC5AC阳性。

d MUC6阳性。

e MUC2阴性。

f CD10阴性。

表型。另外，pepsinogen Ⅰ、H+/K+-ATPase 为阴性。最终诊断为：L，Ant，0-Ⅱa型，3 mm×3 mm，腺癌（adenocarcinoma）（tub1，low grade，gastric type），pT1a（M），pUL0，Ly0，V0，pHM0，pVM0。病变周围为幽门腺黏膜，无炎性细胞浸润，未见黏膜萎缩和肠上皮化生，fibromusculosis 稍显明显。另外，在 Giemsa 染色标本中，没有发现幽门螺杆菌。

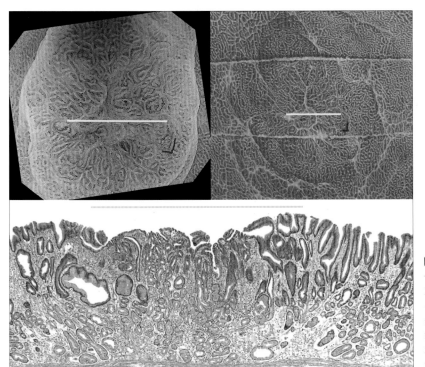

图8 [病例2] 图5c的内镜像和图6的组织病理像之间的对比。用相同颜色围起来的绒毛样结构在内镜像和微距像中分别对应。白色虚线是切割线；黄线在内镜像、微距像和组织像中对应，见有黏膜内tub1。

放大内镜像和组织病理像的对比如**图8**所示。被相同的颜色包绕的绒毛样结构在内镜像和微距像中分别对应。在内镜像、微放大像、组织像中的黄线是tub1区域。

讨论

未感染幽门螺杆菌胃癌的比例占全部胃癌的1%左右。但是，未感染幽门螺杆菌的诊断标准尚未被明确地确立。在使用最严格的诊断标准的2个已有报道中，将内镜表现、组织病理学表现、2种以上的临床检查结果和血清胃蛋白酶原法全部为幽门螺杆菌阴性且无除菌史定义为未感染幽门螺杆菌胃时，未感染胃癌的比例分别为0.42%和2.3%。但是，组织病理学表现的评价方法方面，前者是采用基于新悉尼系统（updated Sydney system）的5个活检标本，后者采用切除标本的全部切片，进行组织病理学上的胃炎评价。Yamamoto等考虑到已报道的未感染胃癌的比例，提出作为未感染幽门螺杆菌胃的最低诊断标准（minimum criteria），为

内镜表现、组织病理学表现、血清胃蛋白酶原法的2个以上为阴性，并且尿素呼气试验或血清IgG抗体为阴性，且无除菌史。此次展示的2例为尿素呼气试验阴性、血清IgG抗体阴性、无除菌史、内镜检查中RAC阳性、在切除标本上未发现幽门螺杆菌/萎缩，满足上述的最低诊断标准。

据报道，未感染幽门螺杆菌胃癌多为胃底腺幽门腺交界区的印戒细胞癌和以胃底腺型胃癌为主的胃底腺区的低异型度腺癌。另一方面，虽然报道的胃前庭部的未感染分化型癌病例近年来有所增加，但很少。根据在日本医学中央杂志、PubMed检索中所能得到的结果，记载有黏液表型的未感染幽门螺杆菌胃前庭部的分化型癌病例为胃型2例，肠型6例，胃肠混合型1例。在已报道的2例胃型癌中，有1例与本病例一样，MUC5AC、MUC6均为阳性。剩下的1例只有MUC6呈阳性，是被非癌小凹上皮所覆盖的分化成黏液腺的特殊型肿瘤。

关于肉眼形态方面，此次展示的病例中，[**病例1**]为隆起性病变，[**病例2**]为隆起顶部的浅凹陷性病变。在文献报道的9例未感染幽门螺杆菌胃前庭部癌中，边缘隆起不明显的凹陷性病变为1例，其余8例为黏膜内癌，但为边缘隆起明显的凹陷性病变或隆起性病变。隆起明显的病变多有可能是胃前庭部的未感染幽门螺杆菌分化型癌的特征，但需要今后进一步积累病例加以证明。

关于背景胃黏膜方面，[**病例2**]在病变周围散在有糜烂样的小凹陷。在已有的报道中也报道了多发糜烂中混杂的胃癌，与此次的病例一样，NBI放大观察是有用的。由于在未感染幽门螺杆菌胃中经常会发现隆起型糜烂，因此有可能变得难以指出病变。为了防止漏掉病变，笔者认为有必要注意以下几点：即使是在未感染幽门螺杆菌胃的前庭部，也偶尔有发生分化型胃癌的情况；而且在胃前庭部多发隆起型糜烂的情况下，有明显病变的情况下，需要进行NBI放大观察和活检。另外，像[**病例1**]和八板等报道的病例那样见有单发的黏膜变化的情况下，即使是很小的病变，笔者认为也需要按照以往的诊断学慎重判断。

结语

笔者等经治了2例发生于未感染幽门螺杆菌胃前庭部的胃型分化型早期胃癌。笔者认为，在观察RAC阳性的胃前庭部时也不能大意，在单发的黏膜变化、多发的隆起型糜烂中有时也有异质性的病变，需要认真仔细地观察。

参考文献

[1] Yamamoto Y, Fujisaki J, Omae M, et al. *Helicobacter pylori*-negative gastric cancer: characteristics and endoscopic findings. Dig Endosc 27: 551–561, 2015.

[2] 吉村大辅，吉村理江，加藤誠也，他. *Helicobacter pylori*未感染早期胃癌·胃腫瘍の拡大内視鏡診断—自験例の検討から. 胃と腸 54: 234–245, 2019.

[3] 吉村大辅，吉村理江，加藤誠也，他. *H. pylori*未感染胃癌—現状と未来の課題. 胃と腸 53: 658–670, 2018.

[4] Ono S, Kato M, Suzuki M, et al. Frequency of *Helicobacter pylori*-negative gastric cancer and gastric mucosal atrophy in a Japanese endoscopic submucosal dissection series including histological endoscopic and serological atrophy. Digestion 86: 59–65, 2012.

[5] 藤崎順子，山本智理子，堀内祐介，他. *Helicobacter pylori*陰性未分化型早期胃癌の特徴. 胃と腸 49: 854–861, 2014.

[6] 八板弘樹，蔵原晃一，川崎啓祐，他. *Helicobacter pylori*陰性分化型胃癌の臨床病理学的特徴—臨床の立場から. 胃と腸 49: 863–873, 2014.

[7] 小野田圭祐，仲程純，永山竜士，他. *H. pylori*未感染胃に発生した粘液腺への分化を主体とする胃型形質の低異型度分化型胃癌の1例. 胃と腸 53: 81–91, 2018.

[8] Ozaki Y, Suto H, Nosaka T, et al. A case of *Helicobacter pylori* intramucosal well differentiated gastric carcinoma with intestinal phenotype. Clin J Gastroenterol 8: 18–21, 2015.

[9] Kotani S, Miyaoka Y, Fujiwara A, et al. Intestinal-type gastric adenocarcinoma without *Helicobacter pylori* infection successfully treated with endoscopic submucosal dissection. Clin J Gastroenterol 9: 228–232, 2016.

[10] Kobayashi Y, Komazawa Y, Nagaoka M, et al. *Helicobacter pylori*-negative Intestinal-type gastric adenoma successfully treated by endoscopic submucosal dissection: a case report. Endosc Int Open 4: E986–989, 2016.

[11] 鶴田史，川合耕治，天野与捻，他. *Helicobacter pylori*未感染胃粘膜の前庭部に発生した腸型優位の形質を発現する高分化型管状腺癌の1例. 胃と腸 51: 949–958, 2016.

[12] Yoshii S, Hayashi Y, Takehara T. *Helicobacter pylori* negative early gastric adenocarcinoma with complete intestinal mucus phenotype mimicking verrucous gastritis. Dig Endosc 29: 235–236, 2017.

[13] 中内脩介，田中秀憲，高田良平，他. *Helicobacter pylori*未感染の前庭部に発生した腸型形質を有する高分化型管状腺癌の1例. Gastroenterol Endosc 60: 223–229, 2018.

[14] 澁川成弘，若松周司，大内祥平，他. *Helicobacter pylori*未感染の胃粘膜に生じた0–IIa＋IIc型分化型癌の1例. 日消誌 114: 78–83, 2017.

[15] 春馬賢，加藤元嗣，井上和彦，他. 胃炎の京都分類，改訂第2版. 日本メディカルセンター，2018.

Summary

H. pylori-negative Intramucosal Well-differentiated Tubular Adenocarcinoma of the Gastric Antrum with a Gastric Phenotype, Report of Two Cases

Yoshitaka Nawata[1], Shin Ichihara[2], Dai Hirasawa[1], Tomoki Matsuda

We report two cases of differentiated early gastric cancer with gastric mucous phenotype in the antrum of *H. pylori* (*Helicobacter pylori*)-negative stomach. Case 1 was a man in his 40s presenting with a single elevated 3mm lesion on the anterior wall of the antrum. Case 2 was a woman in her 60s presenting with an elevated 5mm lesion on the anterior wall of the antrum, surrounded by multiple elevated erosions. In both cases, endoscopic examination showed no atrophy, negative urea breath test, and negative serum antibody to *H. pylori*. Because the biopsy samples taken from these lesions showed well-differentiated tubular adenocarcinoma (tub1), endoscopic submucosal dissection was performed. A histopathological diagnosis of tub1 confined to the mucosa was made. Mucosa outside the lesion composed of pyloric gland mucosa with no evidence of atrophic change or intestinal metaplasia. Tumor cells were positive for MUC5AC and MUC6, and negative for MUC2, CD10, pepsinogen I, and H+/K+ ATPase. Previous studies show that signet-ring cell carcinoma is most common in the antrum of *H. pylori*-negative stomach. However, differentiated gastric cancer can also occur. Careful examination is required to observe potential single mucosal changes and prominent erosions surrounded by multiple erosions even in a regular arrangement of collecting venules-positive stomach.

[1]Department of Gastroenterology, Sendai Kousei Hospital, Sendai, Japan.

[2]Department of Pathology, Sapporo-Kosei General Hospital, Sapporo, Japan.

发生于未感染幽门螺杆菌自身免疫性胃炎的早期胃癌1例

小泽 俊文[1]
原 一夫[2]
三浦 恭资[1]
白井 宏和
中川 贵之
齐藤 雅也

摘要●患者90多岁，女性。在对于腹痛的上消化道内镜检查中，指出胃体部的黏膜高度萎缩和胃体下部到胃角部的表面隆起性病变。巨幼细胞性贫血和低维生素B_{12}血症并存。PG I 5.6 ng/mL，PG I / II比为0.4，呈高度萎缩，血清胃泌素值为7660 pg/mL，抗胃壁细胞抗体滴度为40倍。在胃前庭部未见萎缩性变化，呈逆萎缩。根据以上结果，诊断为伴有恶性贫血的自身免疫性胃炎。0–IIa型病变通过诊断性ESD进行了切除。组织病理学诊断为：0–IIa+IIb，27 mm，tub1，pT1a（M），Ly0，V0，pHM0，pVM0，intestinal type。在癌周围见有胃底腺消失和淋巴细胞浸润表现、肠上皮化生，在癌部位及非癌部位深层可以观察到内分泌细胞的胞巢状增生。

关键词　A型胃炎　未感染幽门螺杆菌　早期胃癌　分化型腺癌　内镜黏膜下剥离术（ESD）

[1] 総合犬山中央病院消化器内科　〒484–8511 犬山市大字五郎丸字二夕子塚6
　　E–mail：toshifumi0193ozawa1@mac.com
[2] 同　病理診断科

前言

近年来，随着对流行病学、内镜表现和临床经过等认识的加深，关于AIG的病例报道在增加。与此同时，胃癌合并AIG病例报道的增加也受到了人们的关注。以往人们一直认为在日本AIG合并胃腺瘤和胃癌的情况很少，但近年来也有报道称，在单一机构统计的合并的比例为10.1% ~ 21.1%，实际上并不罕见，因此AIG被认为是幽门螺杆菌阴性时代的胃癌高风险组人群。

此次笔者等经治了1例未感染幽门螺杆菌并伴有恶性贫血的在AIG的萎缩区域内合并分化型早期胃癌的病例，因此在文献分析的基础上进行了报道。

病例

患　者：90多岁，女性。

主　诉：饭后腹痛。

家族史：无特殊。

既往史：糖尿病。

嗜　好：饮酒（－），吸烟（－）。

用药史：无。

现病史：主诉从20××年9月下旬开始出

表1 检查结果

生化学	
AST	21 IU/L
ALT	9 IU/L
ALP	143 IU/L
γGTP	6 IU/L
Ch-E	251 IU/L
LDH	246 IU/L
TB	0.6 mg/dL
CPK	40 IU/L
UA	5.2 mg/dL
Na	138 mEq/L
K	3.8 mEq/L
Cl	101 mEq/L
BUN	16.4 mg/dL
TP	7.3 g/dL
Alb	3.9 g/dL
AMY	60 IU/L
CEA	1.3 ng/mL
CA19-9	41.4 IU/L
抗胃壁细胞抗体	40
抗内因子抗体	0
胃泌素	7660 pg/mL
PG	
Ⅰ	5.6 ng/mL
Ⅱ	12.5 ng/mL
Ⅰ/Ⅱ	0.4
维生素B₁₂	103 pg/mL
叶酸	8.6 ng/mL
幽门螺杆菌	
尿素呼气试验	1.2‰
血中幽门螺杆菌抗体	3.0 U/ml 以下
便中幽门螺杆菌抗原	阴性
外周血	
WBC	$67 \times 10^2/\mu L$
RBC	$178 \times 10^4/\mu L$
Hb	8.1 g/dL
Ht	23.2%
MCV	130.3 fL
MCH	45.6 pg
PLT	$20.5 \times 10^4/\mu L$

现症状，食欲逐渐下降。之后症状没有好转，体重也减轻了 5 kg，所以到笔者所在科室就诊。由于在血液检查中发现贫血，所以采取了详细检查的方针。

检查结果（表1） 外周血见有巨幼细胞性贫血。除了 CA19-9 显示轻度上升以外，维生素 B_{12} 明显降低。叶酸和甲状腺激素值在正常范围内。抗胃壁细胞抗体滴度为 40 倍，呈阳性；血清胃泌素值为 7660 pg/mL，显示异常高值。在胃蛋白酶原法检查为 PG Ⅰ 5.6 ng/mL，PG Ⅱ 12.5 ng/mL，PG Ⅰ / Ⅱ 比 0.4，见有高度萎缩。幽门螺杆菌感染情况（infection status）为血清抗体 3.0 U/mL 以下，尿素呼气试验 1.2‰，粪便抗原为阴性。

胃镜表现 从胃体部到近端前庭部见有伴明显血管透见征的萎缩性变化（**图1a，b**），但在远端前庭部未见萎缩性变化（**图1c**）。在胃体下部小弯处发现有黄色瘤，在其肛侧发现血管透见征消失的平坦的轻度发红区域（**图1d**）。在前壁侧可以看到稍高的隆起，通过喷洒靛胭脂，花瓣状的边界变得清晰（**图1e**）。当喷洒醋酸靛胭脂混合液时，病变的边界及表面结构变得更加清晰（**图1f**）。经内镜诊断为分化型癌，采取 1 个活检的结果，被分类为 Group 3 ~ 4。

活检组织病理学表现 因为在内镜检查中显示逆萎缩模式，怀疑是 AIG，在前庭部及胃体部施行了活检。在从前庭部大弯和小弯处取材的活检中，发现幽门腺细胞和肠嗜铬样（enterochromaffinn-like，ECL）细胞呈线状增生（**图2a**）。另一方面，在从胃体部大弯、小弯取材的活检中，发现了明显的淋巴细胞浸润和胃底腺消失、肠上皮化生、幽门腺化生、ECL 细胞的线状增生（**图2b**）。在嗜铬粒蛋白 A（chromogranin A）染色中，内分泌颗粒细胞呈强阳性（**图2c，d**）。镜检结果为幽门螺杆菌阴性。

根据以上结果，尽管在活检中是 Group 3 ~ 4，但在内镜检查中被诊断为分化型腺癌。

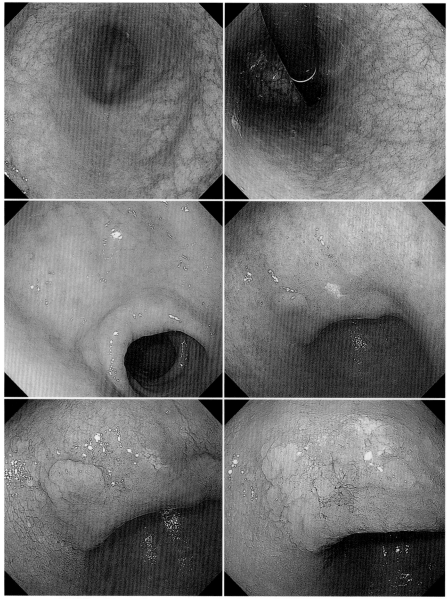

a	b
c	d
e	f

图1 胃镜像。

a 常规内镜像。在胃体部见有明显的血管透见征。

b 常规内镜像。在反转像中也能看到血管透见征和颗粒。

c 常规内镜像。在远端前庭部未见萎缩性变化和颗粒表现等。

d 常规内镜像。在胃体下部小弯处黄色瘤附近的肛侧见有表面隆起性病变。

e 靛胭脂染色像。边缘为花瓣状，在前壁侧见有稍高的粗大结节。无明显发红区域和糜烂的形成。

f 乙酸靛胭脂混合液染色像。细微的表面结构变得清晰。

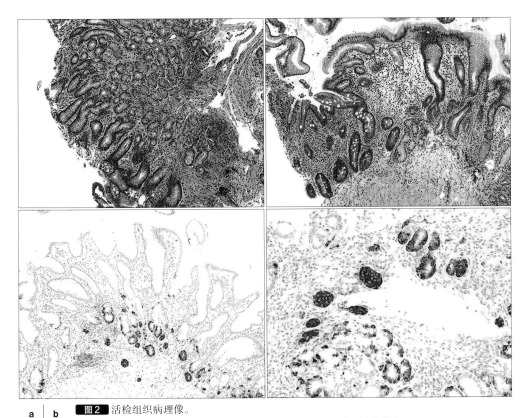

a	b
c	d

图2 活检组织病理像。
a 前庭部小弯的组织病理像（HE染色）。幽门腺和ECL细胞呈线状增生。
b 胃体部大弯的活检组织病理像（HE染色）。见有明显的淋巴细胞浸润和胃底腺消失、肠上皮化生、幽门腺化生及ECL细胞的线状增生。
c,d 嗜铬粒蛋白A（chromogranin A）染色像。内分泌颗粒细胞呈强阳性。

在充分说明和取得同意的情况下通过内镜黏膜下剥离术（endoscopic submucosal dissection, ESD）进行了诊断性治疗。

胃放大内镜表现 在病变的口侧（**图3a**）、肛侧（**图3b**）、前壁侧（**图3c**）均可见大小不一的杆状结构和无不规则性的袢状血管。周围黏膜是由均一宽度的白区（white zone）构成的颗粒乳头状黏膜，在一部分可以观察到亮蓝嵴（light blue crest, LBC）（**图3d**），被认为是肠上皮化生黏膜。

切除标本的组织病理学表现 在固定的切除标本上见有黄色瘤，在前壁侧见有明显的隆起。病变为略呈褐色的凹陷性病变，边界呈花瓣状且清晰（**图4**）。切片6的口腔侧的组织病理像如**图5**所示。异型腺上皮形成管状腺腔及呈不规则的分支/愈合的腺腔，在黏膜上方1/2处可见增生的表面隆起型的高分化管状腺癌（**图5a**）。在黏膜深层可以观察到扩张的囊肿状非肿瘤性腺管（**图5b**），被认为是隆起的主要原因。肛门侧的病变边界为与非肿瘤黏膜相同的腺管高度，为0-Ⅱb型（**图5c, d**）。在黏液核心蛋白染色中为MUC5AC（-）、MUC6（-）、MUC2（-）、CD10（-），被认为是不表达型（null type）（**图5e~h**），但在追加的CDX-2染色中为强阳性，为肠型黏液表型（**图5i, j**）。另外，P53呈阴性，Ki-67呈弥漫性阳性。

在非癌部位的肠上皮化生黏膜深层及癌部位深层见有内分泌细胞的胞巢状增生（**图6a**），但在对内分泌系统标志物 chromogranin

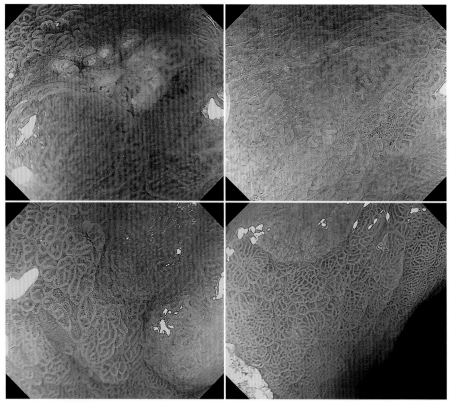

a	b
c	d

图3 NBI联合放大内镜像。

a 口侧边界。在病变部位见有比较规则的沟状结构和网状异常血管。

b 肛侧边界。几乎无高度差。

c 前壁侧边界。在病变周围有由均一宽度的白色区域（white zone）构成的颗粒乳头状结构。

d 在白色区域边缘散在有LBC。

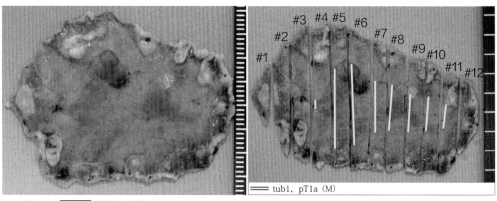

a	b

图4 切除标本像。

a 固定切除标本像。为褐色的平坦隆起性病变，在口侧见有较高的粗大结节。

b 切割线简图（标测）。在切片4～11上见有黏膜内癌。

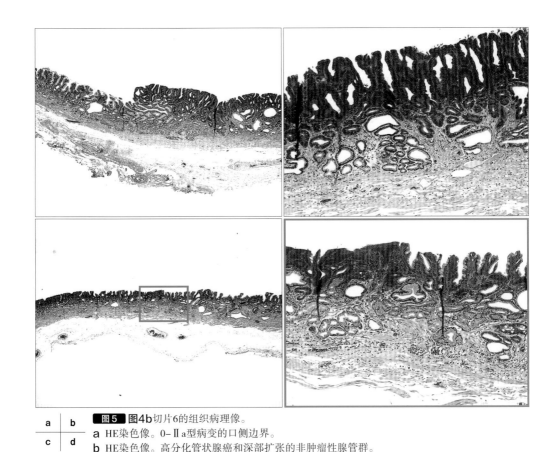

图5 图4b切片6的组织病理像。
a HE染色像。0-Ⅱa型病变的口侧边界。
b HE染色像。高分化管状腺癌和深部扩张的非肿瘤性腺管群。
c HE染色像。肛侧的0-Ⅱb型病变边界。
d HE染色像。c的绿框部分放大像。

A（**图6b，c**）和突触囊泡蛋白（synaptophysin）的染色中，可弥漫性和连续性地观察到强阳性的颗粒。

根据上述结果，最终诊断为：0-Ⅱa+Ⅱb型，27 mm，tub1，pT1a（M），Ly0，V0，pHM0，pVM0，肠型（intestinal type）。本病例的病变存在于深层伴有内分泌细胞增生的肠上皮化生黏膜中。

讨论

近年来，随着人们对AIG即A型胃炎的关注程度的提高，AIG的发现数在增加，在一般人群中的发现比例为0.49%～0.69%，比以前的比例更高。发现比例受施行检查医生的知识和意识的影响，这一点也是不言自明的。虽然多以巨幼红细胞性贫血等恶性贫血和通过ABC检诊的D判定作为发现契机，但随着认识的深入，通过内镜表现开始怀疑AIG的病例也在增加。

AIG的内镜表现是在胃体部见有严重的黏膜萎缩而在前庭部观察不到萎缩的所谓的"逆萎缩"模式被认为是典型表现。多数病例被认为是在这种萎缩完成期被诊断出来的，但笔者想补充的是，如果不是通过充分送气使胃体部伸展的图像进行评价的话，有可能会漏掉病变。AIG的初期内镜表现至今尚不明确，但采用图像增强内镜（image enhancement endoscopy，IEE）有可能进行轻微的萎缩判定和诊断。也就是说，尽管在常规观察（白光）中是木村－竹本分类的O-3，但在通过IEE的放大观察中

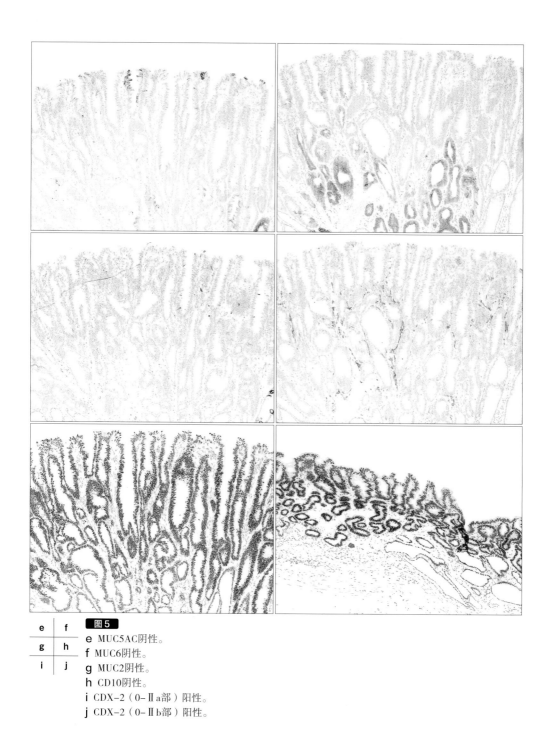

图5

e	f
g	h
i	j

e MUC5AC阴性。
f MUC6阴性。
g MUC2阴性。
h CD10阴性。
i CDX-2（0-Ⅱa部）阳性。
j CDX-2（0-Ⅱb部）阳性。

却止于八木分类的 B-2 ~ B-3 的表现，这一点与幽门螺杆菌感染所引起的胃炎诊断相矛盾，而认为这一点正是 AIG 的特征。另一方面，当 AIG 再加上由幽门螺杆菌感染所引起的萎缩时，与在日本占大半的 B 型胃炎之间的鉴别就变得困难，漏掉 AIG 的可能性很大。此时重要的是应以血中胃泌素值的异常高值和胃蛋白酶原法提示的高度萎缩为契机，怀疑为 AIG，进行详细检查，并适当测定抗胃壁细胞抗体和抗内因子抗体。

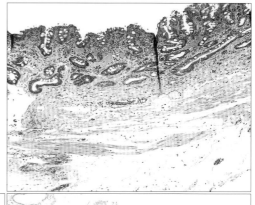

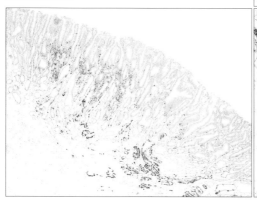

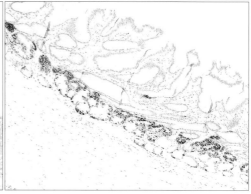

图6 非癌部位及癌部位的组织病理像。

a 在病变周围黏膜见有明显的胃底腺萎缩/消失和肠上皮化生腺管。

b 在癌部深层见有很多chromogranin A染色阳性细胞。

c 在肠上皮化生黏膜深层也见有很多chromogranin A染色阳性细胞。

据报道，AIG 的胃癌并存率在欧美为 2.8%～5.7%。另一方面，根据近年来来自日本的报道，AIG 的胃癌并存率为 10.1%、17.9%、21.1%，都很高，可以说是与神经内分泌肿瘤（neuroendocrine tumor，NET）一样值得注意的病变。关于 AIG 的性别差异，因报道者的不同而不同，没有一定的趋势。病变存在部位多为 U/M 区等萎缩严重的胃体部；肉眼分型方面以表面隆起型等隆起性病变居多，早期癌约占 90%。在本病例，为发生于胃角部小弯的略褪色的 0–Ⅱa 型黏膜内癌，可以说是已经报道的典型病例。组织型以分化型腺癌居多（42/55 病变），与 B 型胃炎无差异。另外，关于黏液表型，在多篇文献报道中以胃型居多。本病例最初被认为是不表达型（null type），但在追加施行的 CDX–2 中呈强阳性，为肠型。

尽管癌变的详细机制尚不明确，但认为有以下几点：①高胃泌素血症使小凹上皮的增殖亢进，作为诱发了分化异常的结果而发生癌；②由萎缩区域发生的肠上皮化生产生分化型癌；③增生性息肉的癌变等。肿瘤性病变多见于 A 型胃炎病情进展了的晚期病例，这一点支持②。在笔者等所经治的病例中未发现增生性息肉，是发生于内分泌颗粒细胞增殖的肠上皮化生黏膜内的癌，认为主要原因是①、②中的某一种或两种都是。在日本，由多种幽门螺杆菌感染性疾病引起的炎症和 AIG 的自身免疫机制中，虽然在浸润的主要炎性细胞、部位和程度上有差异是理所当然的，但这种差异对癌发生率的差异有多大影响尚不清楚。

在日本，未感染幽门螺杆菌者的人数持续增加，胃癌诊疗的形式必然会发生巨大的变化。今后，作为未感染幽门螺杆菌胃癌的主要原因/背景之一，必须时刻把 AIG 放在心上，进行日常诊疗。

结语

在本文中报道了1例合并分化型早期胃癌的AIG。为发生于胃体部萎缩区域内的0-Ⅱa型，是具有肠型黏液表型的高分化型黏膜内癌。

参考文献

[1]鈴木志保，寺尾秀一，渡辺伸英. ピロリ陰性時代の上部消化管診療―自己免疫性胃炎の内視鏡像と併発胃癌の特徴. 日本消化器病学会近畿支部例会プログラム・抄録集110回. pp 54, 2019.

[2]八板弘樹，蔵原晃一，大城由美，他. A型胃炎に合併した胃癌症例の特徴. 胃と腸 54: 1025-1034, 2019.

[3]小澤俊文，海崎泰治，三浦恭資，他. 偽ポリポーシス状を呈したA型胃炎の1例. 胃と腸 54: 1058-1062, 2019.

[4]寺尾秀一，當銘正友，久禮泉，他. D群のほとんどは，「高度の萎縮とI.M.のためにH. pyloriが駆逐された」群ではない. 日ヘリコバクター会誌 14: 5-14, 2013.

[5]Yagi K, Nakamura A, Sekine A, et al. Features of the atrophic corpus mucosa in three cases of autoimmune gastritis revealed by magnifying endoscopy. Case Rep Med 2012; 368160, 2012.

[6]Kokkola A, Sjöblom SM, Haapiainen R, et al. The risk of gastric carcinoma and carcinoid tumors in patients with pernicious anaemia. a prospective follow-up study. Scand J Gastroenterol 33: 88-92, 1998.

[7]Rappel S, Altendorf-Hofmann A, Stolte M. Prognosis of gastric carcinoid tumours. Digestion 56: 455-462, 1995.

[8]東祐圭，土肥統，石田紹敬，他. A型胃炎を背景とした早期胃癌の臨床病理学的検討. 日消誌 115（臨増大会）: pp A778，2018.

Summary

Early Gastric Cancer Derived from Autoimmune Gastritis without *H. pylori* Infection, Report of a Case

Toshifumi Ozawa[1], Kazuo Hara[2], Kyosuke Miura[1], Hirokazu Shirai, Takayuki Nakagawa, Masaya Saito

A woman in her 90s with abdominal discomfort was admitted to our department for further examination. She had pernicious anemia alongside vitamin B12 deficiency. Her anti-parietal cell antibody level was 40 times and her serum gastrin level was 7,660pg/ml. Her PG（pepsinogen）-I level was 5.6ng/ml and the I/II ratio was 0.4, therefore severe atrophy was assumed. Gastroscopy showed severe atrophic mucosa（Kimura-Takemoto Classification: O-3）at the gastric body and fornix except for the antrum. The patient was diagnosed with autoimmune gastritis. Furthermore, a flat elevated lesion 25mm in diameter was detected endoscopically at the lower gastric body covered with atrophic mucosa. This lesion was diagnosed as an early gastric mucosal cancer and resected by ESD. Macroscopic type was 0-IIa＋IIb and histological examination showed well differentiated adenocarcinoma, pT1a（M）, with intestinal type mucin phenotype. Analysis of the resected specimen revealed proper gastric glands and parietal cells totally extinguished, with widespread lymphocyte infiltration. Endocrine micronests which were positive for chromogranin A staining were observed in the deeper mucosal layer of both the cancerous and non-cancerous area with intestinal metaplasia.

[1]Department of Gastroenterology, Inuyama Chuo General hospital, Inuyama, Japan.

[2]Department of Pathology, Inuyama Chuo General hospital, Inuyama, Japan.

编辑后记

小田 丈二　東京都がん検診センター消化器内科

本书由九嶋先生（病理方面）、平泽先生（临床方面）和笔者等三人策划，经过编辑委员会的讨论，完成了上述内容。在这次的策划中，食管胃接合部（贲门部）癌和家族性肿瘤（遗传性胃癌等）从一开始就不作为研究对象而被排除在外。

胃癌的主要原因被认为是由幽门螺杆菌（*Helicobacter pylori*，*Hp*）感染所引起的，之后 *Hp* 阴性胃癌的报道也增加了，就预计今后会增加的发生于 *Hp* 阴性胃的上皮性肿瘤，本书为了使读者掌握这方面的进展而进行了组稿。

在九嶋所作的序中，就 *Hp* 和胃癌的关系，紧跟时代发展，对组织病理学背景和胃黏膜上皮的分化进行了解说，对 *Hp* 未感染的胃肿瘤分类进行了叙述。

在主题栏目的铃木的论文中，就 *Hp* 感染率、*Hp* 未感染胃上皮性肿瘤的流行病学、逐年变化以及临床病理学特征，展示实际的病例进行了阐述。

在笔者等的论文中，作为 *Hp* 未感染胃上皮性肿瘤的 X 线读片上的注意点，从筛查 X 线检查和详细检查的角度，用实际病例进行了阐释。

关于 *Hp* 未感染胃上皮性肿瘤的内镜特征，在上山的论文中就"胃底腺型胃癌"，今村的论文中就"胃底腺黏膜型胃癌"，中泽的论文中就"胃型腺瘤（幽门腺腺瘤）"，柴垣的论文中就"树莓样小凹上皮型胃癌"，吉村的论文中就"印戒细胞癌"，分别展示各种病变的内镜表现，详细地进行了阐释。因为不是经常能遇到的病变，所以希望读者最好能在熟读的基础上，就像自己所经治过的病例那样牢牢地印在脑海里。

作为主题研究，在吉田的论文中，就 *Hp* 未感染晚期胃癌的临床病理学特征，对此前报道较少的晚期胃癌，将 6 例经治病例和经治的早期胃癌 21 例 23 个病变进行比较，加以阐释。

在主题病例栏目中所报道的"胃底腺型的晚期胃癌""*Hp* 未感染的肠型分化型腺癌""*Hp* 未感染的发生于前庭部的胃型分化型癌""发生于 *Hp* 未感染自身免疫性胃炎的胃癌"病例，无论哪个都是宝贵的病例。

通过本书特有的精美图像可以学习这些宝贵的病例不是很有意义吗？在把握现状的同时，也可以通过这本书模拟体验最新的知识。

最后，笔者认为对于从事上消化道诊疗的医生今后很有可能遇到的这些疾病，本书是应该读破的必读之书。

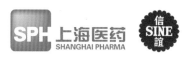

培菲康®
双歧杆菌三联活菌胶囊

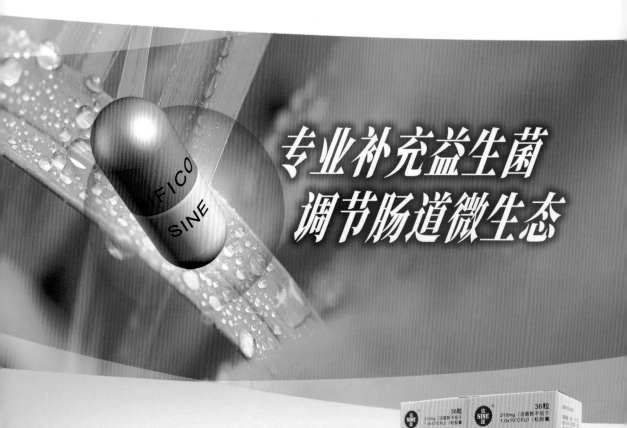

专业补充益生菌
调节肠道微生态

药理作用：口服双歧杆菌、嗜酸乳杆菌、粪肠球菌三联活菌胶囊，三菌联合，直接补充人体正常生理细菌，调整肠道菌群平衡，促进机体对营养物的消化，合成机体所需的维生素，激发机体免疫力。

主治因肠道菌群失调引起的急慢性腹泻、便秘，也可用于治疗中型急性腹泻，慢性腹泻及消化不良、腹胀，以及辅助治疗因肠道菌群失调引起的内毒素血症。

禁　　忌：未进行该项实验且无可靠的参考文献。
不良反应：未发现明显不良反应。

上海上药信谊药厂有限公司

地址：中国(上海)自由贸易试验区新金桥路905号　邮编：201206　电话：021-58995818　国药准字S10950032　沪药广审(文)第250425-10251号　本广告仅供医学、药学专业人士阅读

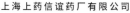

更专业的益生菌

卓越·非凡 PRO

2株名菌，4种名元

6000+已发表研究文献

9株
进口菌株

4种
益生元

3株
中国菌株

PRODUCE 智造

PROFESSIONAL 专业

PROBIOTICS 益生菌

P16
益生菌 PRO
固体饮料

P16+
益生菌 PRO
固体饮料

净含量:30g(2g×15)

SPH 上海医药 SHANGHAI PHARMA

信 SINE 誼

信 SINE 誼®

PRODUCE 智造
PROFESSIONAL 专业
PROBIOTICS 益生菌

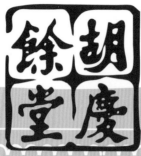

准字Z33020174
广审（文）第250401-00420号

养胃颗粒
YANGWEI KELI

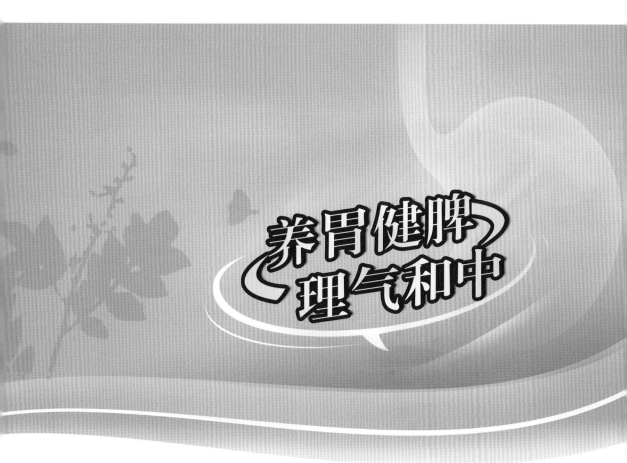

养胃健脾
理气和中

➤ 用于

脾虚气滞所致的胃痛，症见胃脘不舒 ・胀满疼痛

嗳气食少 ・慢性萎缩性胃炎见上述证候者。

【成分】炙黄芪、党参、陈皮、香附、白芍、山药、乌梅、甘草。

【禁忌】本品不宜与含有藜芦、海藻、京大戟、红大戟、甘遂、芫花成分的中成药同用。

【不良反应】应用本品时可能出现腹泻、恶心、呕吐、腹痛、皮疹、瘙痒等不良反应。

请按药品说明书或者在药师指导下购买和使用

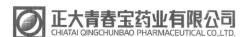

正大青春宝药业有限公司
CHIATAI QINGCHUNBAO PHARMACEUTICAL CO.,LTD.